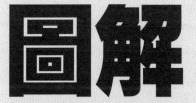

圖解系列

三大特色
● 一讀就懂的長期照顧入門知識
● 文字敘述淺顯易懂、提綱挈領
● 圖表形式快速理解、加強記憶

長期照顧

梁鎧麟　詹弘廷　著

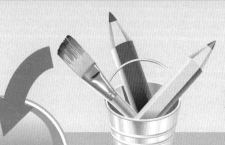

閱讀文字

理解內容

觀看圖表

五南圖書出版公司 印行

自序

很榮幸在任教的國立暨南國際大學的支持下，讓我不僅僅是彙整國內外的長期照顧政策發展經驗，而是能夠在學校的多個計畫支持下，將國外發展的操作模式，在臺灣本土的場域中進行實作的實驗，並逐步彙整出本書的內文架構，提供讀者們更全面與跨領域的理解長期照顧發展的內容。

從 2017 年開始，在校內「科技部人文創新與社會實踐研究計畫」兩期計畫、「教育部大學社會責任實踐計畫」一期計畫的支持下，能夠透過自身的行動經驗中，發現我國長期照顧政策推動的不足，以及如何運用跨領域的工具與方法，來深度理解長期照顧的多元面向與內容。同時，在本書的共同作者埔里基督教醫院的詹弘廷醫師協助之下，讓我能夠從社會福利及醫療照顧的不同領域中，發現長期照顧跨專業團隊整合的重要性，也因此發展出許多引介國外經驗，在臺灣本土落地深耕的跨領域合作方式。

《圖解長期照顧》這本書，不僅是用圖解的方式帶領讀者瞭解長期照顧的發展歷史、政策內涵、服務內容而已，其中還有許多是從作者本身投身在實務工作場域中，發現我國因應高齡社會時，所需要更加關注與努力的方向。因此，不同於過往長期照顧的書籍，本書也講述了許多國內外推動共生社區的模式，如何運用社會影響力評估，來判斷長期照顧服務與跨領域合作等創新服務的價值。

感謝暨大、埔里基督教醫院、愚人之友基金會及五南圖書的共同支持，讓作者能夠將新穎的長期照顧概念與知識，透過《圖解長期照顧》此書，傳遞給讀者們，共同為實踐更理想的老後生活而努力。

梁鎧麟

2021 年 4 月 21 日

本書目錄

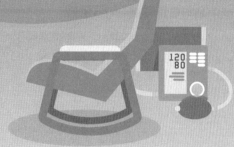

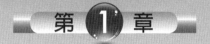
第 1 章

高齡照顧人口群

章節體系架構 ▼

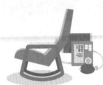

Unit 1-1
高齡人口的定義

一、WHO的高齡人口定義

根據世界衛生組織（World Health Organization，簡稱WHO）的定義，65歲以上的人口就為高齡人口，根據每個國家高齡人口占總人口比例的不同，又可區分為三種人口結構的國家型態。

（一）**高齡化社會**：一個國家65歲以上的高齡人口，占全國總人口數超過7%，則該國家為「高齡化社會」國家。

（二）**高齡社會**：若65歲以上的高齡人口，占全國總人口數超過14%，則該國家為「高齡社會」國家。

（三）**超高齡社會**：若65歲以上的高齡人口，占全國總人口數超過20%，則該國家為「超高齡社會」國家。

二、世界各國的高齡化排行

根據世界銀行2019年的統計數據顯示，全世界已開發及開發中國家，多數都面臨到高齡化議題的衝擊，根據高齡人口比例的排名，邁入高齡化社會的國家總共有十三個。

（一）**超高齡社會國家**：日本（27%）、義大利（23%）、德國（21%）、法國（20%），分別為全球高齡人口比例最高的前四名，而這四個國家都已經邁入超高齡社會的人口結構樣態，也意味著這四個國家的高齡人口比例都超過20%。

（二）**高齡社會國家**：英國（19%）、加拿大（17%）、澳洲（16%）、美國（15%）、俄羅斯（14%）等國家，前述五個國家的高齡人口比例都超過14%，是全球高齡化國家中排名第5-9的國家。

（三）**高齡化社會國家**：中國（11%）、巴西（9%）、土耳其（8%）、墨西哥（7%）等國家，前述四個國家高齡人口比例超過7%，是全球高齡化國家中排名第10-13的國家。

三、世界各國的老化指數

老化指數是衡量一個國家或是地區的老化程度指標，主要的計算方式為：65歲以上人口除以0-14歲人口的百分比，所得之數字即為一個國家或是地區的老化指數。當一個國家或是地區的老化指數大於100時，代表該國家或地區的老年人口超越幼年人口，成為青壯年人口主要的扶養對象。

根據國發會的人口推估報告中顯示，2020年世界各國老化指數大於100的國家，有：日本（240.1）、義大利（182.9）、德國（159.1）、芬蘭（146.2）、西班牙（138.8）、奧地利（133.2）、韓國（129.0）、臺灣（127.6）、荷蘭（127.4）、法國（117.1）、瑞典（113.3）、英國（105.4）、挪威（103.9）等國家。臺灣是全球老化指數第8高的國家，指數超過100，顯示臺灣青壯年人口主要的扶養對象為高齡者。

高齡人口社會的定義

高齡化社會
高齡人口
>7%

高齡社會
高齡人口
>14%

超高齡社會
高齡人口
>20%

世界各國高齡化的排行榜

高齡人口比例

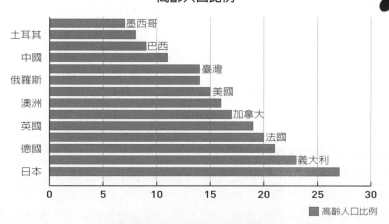

墨西哥
巴西
臺灣
美國
加拿大
法國
義大利

土耳其
中國
俄羅斯
澳洲
英國
德國
日本

0　5　10　15　20　25　30

■ 高齡人口比例

世界各國老化指數排行榜

老化指數

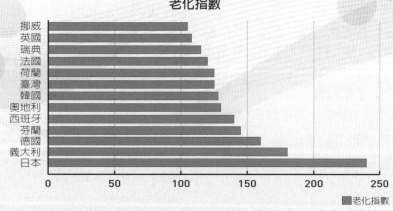

挪威
英國
瑞典
法國
荷蘭
臺灣
韓國
奧地利
西班牙
芬蘭
德國
義大利
日本

0　50　100　150　200　250

■ 老化指數

Unit 1-2
我國人口結構變化狀況

一、臺灣的高齡社會變遷歷程

（一）高齡化社會（1993年）：臺灣在1993年，高齡人口數占總人口數的比例，正式超過7%，臺灣正式進入高齡化社會國家的行列。

（二）高齡社會（2018年）：臺灣在2018年，高齡人口數占總人口數的比例，正式超過14%，臺灣正式進入高齡社會國家的行列。

（三）超高齡社會（2025年）：根據國家發展委員會的人口推估報告指出，臺灣將在2025年高齡人口數占比超過20%，屆時臺灣將正式進入超高齡社會的行列。

二、高齡社會的各項指標

人口結構是一個國家社會發展最為基本的指標，各項政策的發展，也都會跟隨著人口結構的變化，而需要進一步對應調整各項政策內容。對於高齡社會的人口結構來說，具有關鍵意義的指標，包含：

（一）扶老比：每一百個工作年齡人口（15-64歲人口），所需負擔老年人口數（65歲以上人口）之比率。

（二）老化指數：為衡量一地區人口老化程度之指標，即年齡在65歲以上人口除以0-14歲人口的百分比。

三、臺灣扶老比、老化指數的變化趨勢

扶老比及老化指數兩個指標，是觀察一個國家面對高齡社會的壓力狀態，兩個指標分別能夠呈現出青年世代對於扶養高齡者的壓力，以及國家少子老化的嚴重情形。臺灣自1993年進入高齡化社會後，兩大指標分別逐步攀升，也都顯示出臺灣高齡議題的重要性。

（一）臺灣近50年扶老比之變化狀況：1970年5.1、1980年6.7、1990年9.3、2000年12.3、2010年14.6、2020年22.5。

（二）臺灣近50年老化指數之變化狀況：1970年7.36、1980年13.35、1990年22.96、2000年40.85、2010年68.64、2020年127.6。

國發會也針對兩大指數，進行未來50年的推估，以預測臺灣在無重大環境變化因素下，如果持續現在的人口負成長結構樣態，未來在兩大指數所可能呈現出的變化狀況。

（一）臺灣未來50年扶老比之變化狀況：2030年36.8、2040年50.5、2050年67.7、2060年78.5、2070年84.0。

（二）臺灣未來50年老化指數之變化狀況：2030年222.5、2040年305.9、2050年393.5、2060年446.4、2070年466.4。

臺灣高齡社會變遷歷程

高齡人口比例

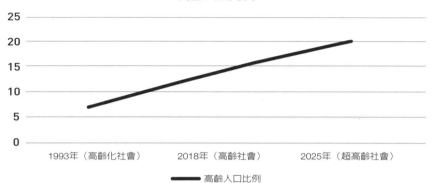

1993年（高齡化社會）　　2018年（高齡社會）　　2025年（超高齡社會）

━━ 高齡人口比例

高齡社會的各項指標

1. 扶老比計算公式

$$\frac{65歲以上人口}{15\text{-}64歲以上人口} \times 100$$

2. 老化指數公式

$$\frac{65歲以上人口}{0\text{-}14歲以上人口} \times 100$$

臺灣扶老比、老化指數的變化趨勢

老化指數

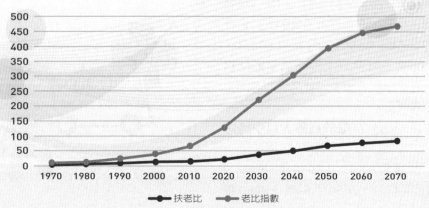

━●━ 扶老比　━●━ 老比指數

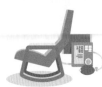

Unit 1-3
高齡人口的組成比例

圖解長期照顧

一、臺灣人口年齡中位數

觀察一個國家的人口老化程度，除了前面章節主要的扶老比及老化指數兩個指標外，透過年齡中位數的統計數字，可以看到臺灣人口的平均年齡狀況，可了解一個國家的人口多數處在哪一個年齡級距。

根據國家發展委員會的人口報告資料，我國在2020年，人口的中位數為42.7歲，而到了2034年時，人口中位數則會超過50.0歲，這也代表屆時全國將會有一半以上的人口是超過50歲以上的中高齡者。

2060年將會是我國高齡人口的高峰，年齡中位數將高達58.5歲，但也隨著高齡人口數的下降，2060年後，我國的年齡中位數將開始下降，預估在2070年時，將會下降為58.2歲。

二、高齡人口結構

根據我國未來的高齡人口快速增長的結構樣態，進一步再將高齡人口進行年齡層結構的分析，細分為：65-74歲、75-84歲、85歲以上等三個年齡結構層，藉以瞭解我國不同結構層的高齡人口結構狀況。

（一）65-74歲於高齡人口中的比例

2020年62.3%、2030年57.4%、2040年47%、2050年54%、2060年

39.1%、2070年36.5%。

（二）75-84歲於高齡人口中的比例

2020年27.4%、2030年33.1%、2040年37.9%、2050年34.2%、2060年38.9%、2070年36.1%。

（三）85歲以上於高齡人口中的比例

2020年10.3%、2030年9.5%、2040年15.1%、2050年19.7%、2060年22.0%、2070年27.4%。

隨著醫療科技的進步發展，高齡人口的健康照顧已經不成問題，這也讓高齡人口的結構，逐漸在高年齡層結構遞移。從未來的推估數字來看，高齡及超高齡人口將會持續增加，而這類型的高齡人口增加，也會進一步帶動國家高齡照顧政策的轉變，將需要投入更多資源建構相關照顧環境。

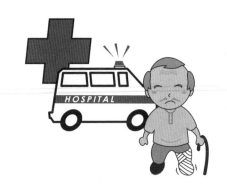

臺灣人口年齡中位數變化狀況

年齡中位數

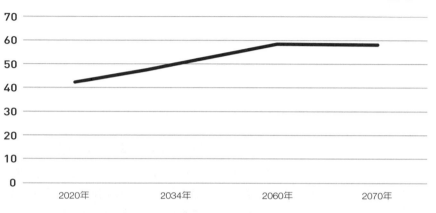

―― 年齡中位數

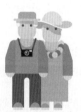

高齡人口結構變化狀況

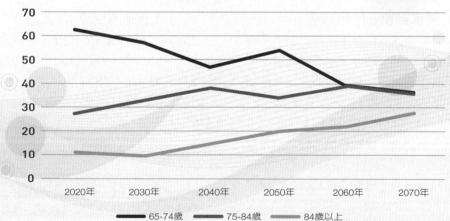

―― 65-74歲　―― 75-84歲　―― 84歲以上

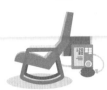

Unit 1-4
長照的需求類型

一、長照的被照顧者類型定義

我國針對高齡人口的照顧政策中，最主要的政策就是長期照顧政策（簡稱長照）。長照並非是照顧65歲以上的所有高齡者，而是主要照顧65歲以上失能老人、50-64歲失能身心障礙者、55-64歲失能原住民、50歲以上失智症者、未滿50歲失能身心障礙者，以及衰弱老人。

衰弱老人意指：未達長照所規範的失能程度，但卻因為老化或衰弱等因素，需要納入長照的目標人口群，以預防或減緩其失能的可能性。衰弱老人的照顧，主要是希望透過健康促進等預防及延緩失能的課程，協助衰弱長輩延緩其進入失能的狀態中，降低對於長照的需求。

二、需求對象的評估方法

對於前述所提及，被長照納為主要目標對象的被照顧者，主要是透過不同的工具量表進行評估，以篩選出長照所需照顧的幾大對象，各項工具量表如下：

（一）失能對象評估工具

主要是以「日常生活活動功能量表（ADLs）」、「工具性日常生活活動功能量表（IADLs）」，以及「簡易心智狀態問卷調查表（SPMSQ）」為主要評估工具。

（二）失智症對象評估工具

是以「臨床失智評分量表（CDR）」為主要評估工具。

（三）衰弱老人評估工具

主要是採用可反應出因為衰退而可能導致發生失能等不良健康結果的情形，透過對於可能導致失能風險提高的衰弱狀況，進行工具性的測量評估，目前臨床所採用的相關工具主要為「Fried frail index」或「SOF frailty index」。

三、長照需求人數推估

衛福部根據國發會的人口推估數據，分為人口高推估及低推估，進一步估算我國未來幾年的長照需求人數。

（一）高推估的長照需求人數

2020年82萬4,515人、2021年85萬5,253人、2022年88萬3,364人、2023年91萬3,125人、2024年94萬3,471人、2025年97萬3,393人、2026年100萬3,043人。

（二）低推估的長照需求人數

2020年74萬5,025人、2021年77萬5,488人、2022年80萬3,360人、2023年83萬2,931人、2024年86萬3,153人、2025年89萬3,008人、2026年92萬2,636人。

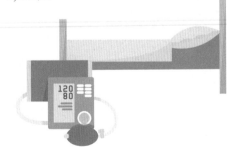

長照的被照顧者類型

長照的被照顧者類型	65歲以上失能老人
	50-64歲失能身心障礙者
	55-64歲失能原住民
	50歲以上失智症者
	未滿50歲失能身心障礙者
	衰弱老人

需求對象的評估方法

需求對象	評估工具
失能對象	日常生活活動功能量表（ADLs）」
	工具性日常生活活動功能量表（IADLs）
	簡易心智狀態問卷調查表（SPMSQ）
失智症對象	臨床失智評分量表（CDR）
衰弱老人	Fried frail index（Fried衰弱指數）
	SOF frailty index（SOF衰弱指數）

長照需求人數推估

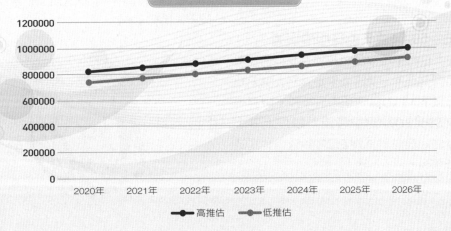

Unit 1-5
各類型對象的長照需求率

根據衛福部長照 2.0 政策中的評估，將我國長照政策中的被照顧對象，區分為以下類型進行被照顧對象的評估，分別為：

一、65 歲以上失能老人

依據行政院主計總處 2010 年的人口及住宅普查結果，將吃飯、上下床、更換衣服、上廁所、洗澡、室內外走動及家事活動能力（含煮飯、打掃、洗衣服）等七項能力中，若有一項以上的障礙者就定義為具有長照需求者。根據統計結果，長照需求率為 65 歲以上人口的 12.7%。

二、未滿 50 歲失能身心障礙者

依據 2011 年身心障礙者生活狀況及各項需求評估調查結果，以及長照需求定義，未滿 50 歲失能身心障礙者長照需求率為 13.80%。

三、50-64 歲失能身心障礙者

依據衛福部 2010 年國民長期照顧需要調查結果，長照需求定義為 ADLs 70 分以下、IADLs 八項中五項以上障礙，或 SPMSQ 十題中答錯六題以上者，推估之失能率男性為 27.49%、女性為 25.07%。

四、55-64 歲失能原住民

依據各年原住民人口數推估結果，以及行政院主計總處 2010 年人口及住宅普查報告之 65 歲以上者之推算結果，推估長照需求率為 12.7%。

五、50 歲以上失智症者

2013 年「失智症（含輕度認知功能障礙）流行病學調查及失智症照護研究計畫」結果，50-64 歲者失智症盛行率為 0.1%；65 歲以上老人失智症盛行率為 8%。

六、衰弱老人

以體重減少（shrinking/weight loss）、虛弱（weakness/grip strength）、筋疲力盡（exhaustion）、緩慢（slowness）、低活動力（low activity）等五項指標評估衰弱與否，則 65 歲以上老人衰弱盛行率為 16.1%；衰弱者中，扣除 ADLs 及 IADLs 障礙後仍有 4.7%。

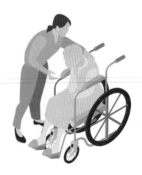

各類型對象的長照需求率

類型	長照需求率
65 歲以上失能老人	12.7%
未滿 50 歲失能身心障礙者	13.80%
50-64 歲失能身心障礙者	男性27.49%
	女性 25.07%
55-64 歲失能原住民	12.7%
50 歲以上失智症者	50-64 歲者失智症盛行率為 0.1%
	65 歲以上老人失智症盛行率為 8%
衰弱老人	衰弱盛行率為16.1%

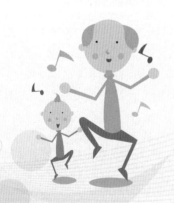

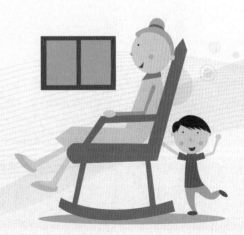

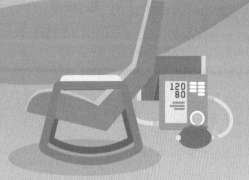

第 2 章

我國與先進國家的長期照顧政策

●●●●●●●●●●●●●●●●●●●●●●●●● 章節體系架構 ▼

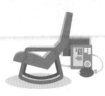

Unit 2-1
我國因應高齡人口的相關政策

我國於1980年代以前，主要是依靠家庭及民間組織的志願服務力量，提供老人所需的相關照顧服務。直至1980年代《老人福利法》公布實施後，才正式將老人照顧的相關服務，正式納入政府的政策當中，並推出相關政策項目，而在若干政策項目當中，又可區分為社會福利主政的相關政策，與衛生行政主政的相關政策，兩者所關注的照顧服務項目不同，但也都成為我國現行長期照顧政策的基石。

一、社會福利的相關政策項目

《老人福利法》於1980年公布實施後，社會福利行政體系，因應臺灣高齡人口的照顧需求，陸續頒布了「社會福利政策綱領」（1994年）、「推動社會福利社區化實施要點」（1996年）、「加強老人安養服務方案」（1998-2007年）、「照顧服務福利及產業發展方案」（2002-2007年）等重大政策，並修訂《老人福利法》（1997年、2007年）、修訂「社會福利政策綱領」（2004年）、「建立社區照顧關懷據點實施計畫」（2005年）及「臺灣健康社區六星計畫（2005-2008年）」等政策項目。

二、衛生行政的相關政策項目

衛生行政體系長照政策，亦陸續執行「建立醫療網第三期計畫」（1997年）、「老人長期照護三年計畫」（1998年）、「建構長期照護體系先導計畫」（2000年）、「醫療網第四期計畫」（新世紀健康照護計畫）（2001-2005年）、全人健康照護計畫（2005-2008年）。

由於我國社會福利與衛生行政體系，長久以來分屬兩個不同的部門，直至2013年行政院組織改造後，才將兩個行政體系整併成立衛生福利部，相關高齡政策也一同整併至衛生福利部下推動。

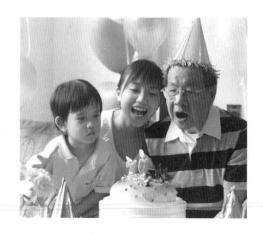

我國因應高齡人口的相關政策

主責部門	年分	政策項目
社會福利行政	1994年	社會福利政策綱領
	1996年	推動社會福利社區化實施要點
	1997年	修訂《老人福利法》
	1998-2007年	加強老人安養服務方案
	2002-2007年	照顧服務福利及產業發展方案
	2004年	修訂「社會福利政策綱領」
	2005年	建立社區照顧關懷據點實施計畫
	2005-2008年	臺灣健康社區六星計畫
	2007年	修訂《老人福利法》
衛生行政	1997年	建立醫療網第三期計畫
	1998年	老人長期照護三年計畫
	2000年	建構長期照護體系先導計畫
	2001-2005年	醫療網第四期計畫
	2005-2008年	全人健康照護計畫

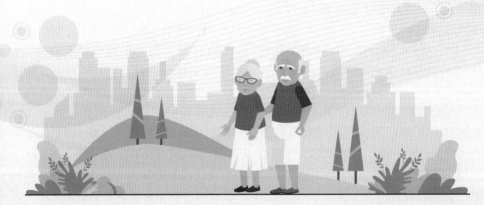

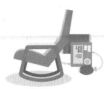

Unit 2-2
我國長期照顧政策的發展歷程

圖解長期照顧

長期照顧政策涉及到社會福利與衛生行政兩個業務部門，雖然衛生福利部在2013年才合併成立，但早在2000年至2003年所推動「建構長期照護體系先導計畫」中，就可看到當時分屬在內政部的社會司與衛生署，已在進行業務的合作，以期望能夠發展出多元化的服務方案與設施，勾勒出我國的長期照顧政策藍圖。爾後，兩部門合作推動我國長期照顧政策也就成為主要的趨勢，也因此，進而推動了2013年兩部門合併升格成立了衛生福利部。有關歷年長期照顧的相關政策方案，統整如下：

一、1998年的「加強老人安養服務方案」與「老人長期照護三年計畫」：「加強老人安養服務方案」主要是加強推動老人保護的相關工作；「老人長期照護三年計畫」則是以「充實社區化照護設施，普及機構式照護設施」為主要政策推動方向，並建立整合性服務網絡，試辦「長期照護管理示範中心」等內容方案。

二、2000-2003年的「建構長期照護體系先導計畫」：該政策主要以「在地老化」作為總目標，參採世界主要國家長期照護經驗、評估全國各地長照服務需要、研議人力資源發展策略、研議發展社區照顧服務、研議照顧管理機制之建構策略、研議財務支持策略、以實驗社區獲取實務經驗、製作老人及身心

障礙者教材等多項內容。

三、2002-2007年的「照顧服務福利及產業發展方案」：該政策主要是由當時的經建會所提出，因應當時的失業問題，期望透過此政策方案協助充實我國的照顧服務專業人力，並透過補助失能者使用居家服務的經費，藉以誘發民間需求創造就業機會。

四、2007年的「長期照顧十年計畫」：此計畫也被稱為長照1.0政策計畫，其主要政策目標為「建構完整之我國長期照顧體系，保障身心功能障礙者能獲得適切的服務，增進獨立生活能力，提升生活品質，以維持尊嚴與自主。」該政策是我國第一個正式將長照相關服務進行整合的政策方案，也為現行我國長照政策的主要基礎，透過公私協力模式發展多元的照顧服務內容，並建立階梯式補助及負擔機制、便民的單一窗口服務，以及照顧服務管理資訊平臺的項目。

五、2013-2015年的「長期照顧服務網計畫」及《長期照顧服務法》：「長期照顧服務網計畫」主要為充實資源服務網絡及量能，發展在地資源，依服務資源需求，全國劃分為大（22個）、中（63個）、小（368個）區域，研訂獎助資源發展措施，並以社區化及在地化資源發展為主。《長期照顧服務法》則是長照資源發展的根本大法，為

健全長照服務體系之發展，並兼顧服務品質與資源發展，以保障弱勢接受長照服務者之權益。

六、2016年的「長照十年計畫2.0」：為了實現在地老化，提供從支持家庭、居家、社區到住宿式照顧之多元連續服務，普及照顧服務體系，建立以社區為基礎的照顧型社區，期能提升具長期照顧需求者與照顧者的生活品質。與長照1.0不同的地方，在於2.0計畫不僅希望建構連續性的多元服務體系，同時也擴充服務對象與服務項目。

我國長照政策的發展沿革

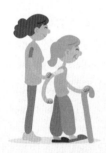

1998年的「加強老人安養服務方案」與「老人長期照護三年計畫」

2000-2003年的「建構長期照護體系先導計畫」

2002-2007年的「照顧服務福利及產業發展方案」

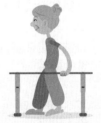

2007年的「長期照顧十年計畫」

2013-2015年的「長期照顧服務網計畫」及《長期照顧服務法》

2016年的「長照十年計畫2.0」

Unit 2-3
先進國家的長照政策類型

018

全球的先進國家都同樣面臨人口結構高齡化的挑戰，許多國家也紛紛推出長期照顧政策或是長期照顧保險等制度，希望建立國家內部的長期照顧體系，以提供國內高齡者有良好的照顧服務。

根據世界各個先進國家所推出的長期照顧制度，大致可區分為三種類型，分別為：

一、第一類

以國家稅收作為主要的長照財源，主要代表性的國家就是北歐各國。北歐福利國家的稅收制，因為具有高稅收的特性，也讓這些國家的長照服務是最完整的體系。

二、第二類

走向社會保險制度的國家，這一類型的國家主要是以長期照顧保險的制度，作為國家推動長期照顧服務的主要財源，這類型的國家以日本的介護保險制度最具代表性。另外，還有韓國、德國及荷蘭的長照保險。

三、第三類

則是以市場商業保險作為主要的長照財源，相信市場機制能夠提供高品質的照顧服務內容，最具代表性的就是美國的商業長照保險制度，交由私人的商業保險公司來作為主要的推動者。

若進一步觀察世界上各個已經推動長照制度的國家，可以發現大多和國民所能夠接受負擔的稅賦率有很大的相關性。如前述所提及的第一類北歐國家來說，北歐國家原本就是以社會福利國家著稱，國家擁有相當完善且良好的服務體系，但國民相對也需要負擔較高的稅賦，如：丹麥的46.6%、瑞典的33.6%、挪威的27.6%，都是高稅賦國家，也因此才能夠因應國家的多元社會福利服務的支出。

前述第二類及第三類國家，稅賦相對於第一類的北歐國家來說較低，如：日本的19.3%、韓國的18.5%、德國的22.9%、美國的20.1%，都是較低於北歐國家的稅賦。也因此，第二類及第三類型的國家，無法單純由國家稅收財政來支應長期照顧服務的支出，而是需要由社會上的各個利害關係人，如：商業保險、NPO、企業、政府等角色，共同來分擔風險，以提供長期照顧服務的相關內容。

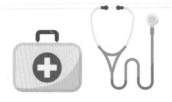

先進國家的長照政策類型

類型	政策特色	國家	稅賦率
第一類	以高稅賦來支持長照服務體系	丹麥	46.6%
		瑞典	33.6%
		挪威	27.6%
第二類	以社會保險制度作為主要長照服務財源	日本	19.3%
		韓國	18.5%
		德國	22.9%
第三類	以市場商業保險作為主要長照服務財源	美國	20.1%

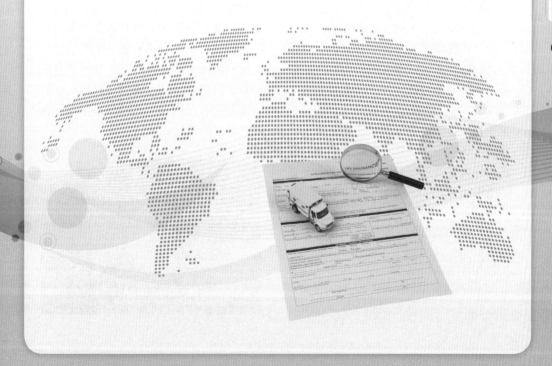

Unit **2-4**
北歐國家的長照制度

　　北歐國家是屬於高稅賦的福利國家型態，其長照服務所提供的財源，主要是來自於國民的稅收。也因此，北歐國家具有較豐沃的財源能夠提供各項服務項目，這也讓北歐國家的長照服務體系，相較於全球其他先進國家來說，是較為多元且完善的。

　　根據北歐國家的不同長照政策內涵，可區分為：長照理念、核心目標、服務提供方式等三大面向，以下將進一步說明北歐國家的長照政策設計的內涵。

一、長照理念

　　挪威與瑞典皆是強調以「在地老化」為主要目標，希望長輩能夠在家中或是社區內老化。丹麥與芬蘭則是強調「去機構化」，希望讓長輩的照顧服務需求，能夠透過社區式或是居家式的服務來滿足。從四個國家的長照理念觀之，主要都是訴求能夠讓長輩在地老化，而非進入機構照顧的模式，期望透過社區式或是居家式的照顧模式，來滿足長輩的需求。

二、核心目標

　　挪威主要強調「希望打造讓長輩能夠活動的、獨立的、安全的生活」；瑞典強調「促進長輩獨立生活的模式，並強調照顧長輩是國家的責任」；丹麥強調「健康與預防、治療、恢復原有的功能、居家照顧與永久照顧」等面向；芬蘭強調「以全體國民為對象，不分種族、階級、性別、收入等，都享有平等且高水準的社會保障，並注重個人權利。」

三、服務提供方式

　　挪威分為兩個層級提供服務，老人在家庭及機構的照顧由地方政府負責，醫療照護則是由中央政府負責；瑞典提供機構、居家、日間照顧、輔助設備和非正式照顧者的支持體系；丹麥則是依據照顧計畫與評估，透過合約方式明訂所需要的服務內容；芬蘭則是強調走動式的居家照顧模式。

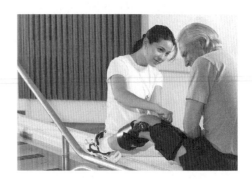

北歐國家的長照制度

三大面向	挪威	瑞典	丹麥	芬蘭
長照理念	以落實居家服務的「在地老化」為目標		「去機構化」，希望讓長輩的照顧服務需求，能夠透過社區式或是居家式的服務來滿足	
核心目標	希望打造讓長輩能夠活動的、獨立的、安全的生活	促進長輩獨立生活的模式，並強調照顧長輩是國家的責任	健康與預防、治療、恢復原有的功能、居家照顧與永久照顧	以全體國民為對象，不分種族、階級、性別、收入等，都享有平等且高水準的社會保障，並注重個人權利
服務提供	老人在家庭及機構的照顧由地方政府負責，醫療照護則是由中央政府負責	提供機構、居家、日間照顧、輔助設備和非正式照顧者的支持體系	依據照顧計畫與評估，透過合約方式明訂所需要的服務內容	走動式的居家照顧模式

整理自：陳燕禎，2020：55。

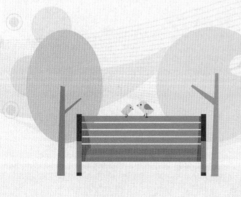
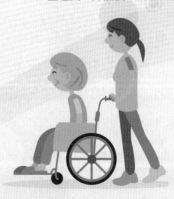

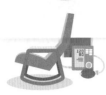

Unit 2-5
德、日、荷的長照保險制度

德國、日本、荷蘭則是先進國家中，以社會保險制度作為長期照顧服務主要財源的國家，由保險人、企業及政府分別支付相關保險費用，再由保險費用來支出長照服務所需要的成本。根據以下不同面向，來說明德國、日本、荷蘭的長照保險推動模式：

一、實施日期

在三個國家中，德國是最早實施長照保險的國家，其次為日本，最後則是荷蘭。

022

二、財務來源

德國是收取保險費用，勞資雙方各負擔一半的保險費用，無子女者需要再多負擔0.25%的保險費率；日本的介護服務費則是多方來源，包括：中央政府25%、都道府縣12.5%、市町村12.5%、

第1號保險人18%、第2號保險人32%；荷蘭則是收取保險費及國家補助。

三、給付對象

德國與荷蘭的給付對象皆為老人、失能者、精神疾病者；日本則是65歲以上的人口、40-64歲限特定疾病需要被照顧者。

四、給付方法

德國與荷蘭皆為實物給付、現金給付、混合給付；日本則是現金給付。

從前述的四個面向簡要分析三個推動長照保險的國家，會發現位在歐洲地區的德國及荷蘭，兩國的長照保險制度內容較為相近，而日本則是發展出亞洲特色的長照保險制度內容。

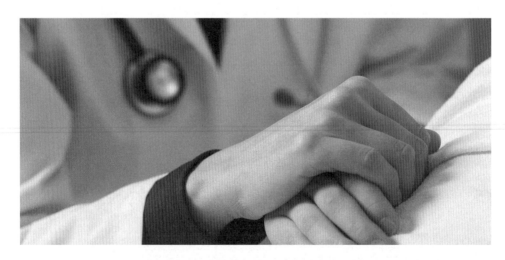

德、日、荷的長照保險制度

項目	德國	日本	荷蘭
實施日期	1995/01/01	2000/04/01	2006/01/01
法源依據	《長期照護保險法》《聯邦照護保險法》	《介護保險法》	《特別醫療費用支出法》《社會支持法》
保險人	長期照護基金會	市町村及特別區	私人保險公司
財務來源	保險費收取勞資雙方各負擔一半的保險費用；無子女者，需要再多負擔0.25%的保險費率	多方來源，包括：中央政府25%、都道府縣12.5%、市町村12.5%、第1號保險人18%、第2號保險人32%	收取保險費及國家補助
部分負擔	無，但接受機構照顧者需自付食宿費用	無	10%
給付對象	老人、失能者、精神疾病者	65歲以上的人口、40-64歲限特定疾病需要被照顧者	老人、失能者、精神疾病者
給付方法	實物給付、現金給付、混合給付	現金給付	實物給付、現金給付、混合給付
給付種類	居家照顧服務、機構式照顧服務、度假代理照顧給付、臨托、住宅設施改善、照顧儀器及技術協助	居家照顧服務、機構式照顧服務、額外服務、住宅改善服務	個人照顧、護理、陪同治療、入住機構
認定單位	委託「健康保險醫事鑑定服務處」進行	市、町、村的照顧認定審查會進行	中央需求評估機構
評估工具	ADLs量表 IADLs量表	介護需求評估量表 直接生活協助 間接生活協助 問題行為處理 功能訓練 醫療相關行為	功能、失能與健康國際分類標準
照顧程度分級	需照顧1-3級、失智症等	需支援1-2級 需照顧1-5級	依相對應的照顧需求，得到所需服務

整理自：石泱，2014：59。

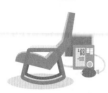

Unit **2-6**
日、美的長照服務提供整合模式

　　從世界各國的長期照顧服務提供模式觀之，可以發現多數國家都是希望建構在地化的照顧服務網絡，由在地的資源提供在地的服務，協助解決在地的需求，進而形成一個在地化的連續性照顧服務網絡。而在這樣的服務體系建構過程中，則需要仰賴跨專業團隊間的相互合作，以及不同資源間的相互整合，方能夠建構出一個整體式的照顧服務體系。

　　提到長照的照顧服務模式時，日本的社區整體照顧模式，以及美國的PACE模式，是最常被拿出來作為建構長照服務體系的參考。我國在推動長照2.0政策時，主要就是援引日本的社區整體照顧模式，希望參考日本的概念以學區為中心，建構區域性的社區整體照顧模式，並結合不同服務組織、資源，共同建構長照的照顧服務資源網絡。

　　日本及美國的長照服務差異，可簡化為右頁圖表的概念呈現，以釐清兩個服務模式的差異。

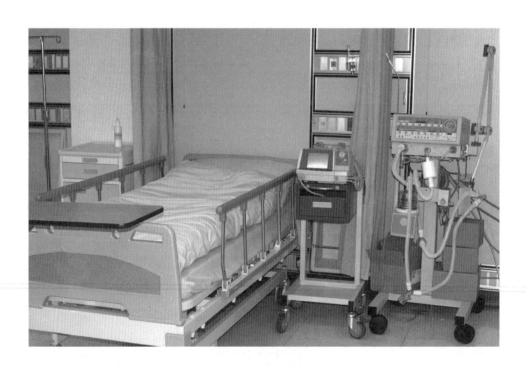

日、美的長照服務提供整合模式

項目	日本：社區整體照顧模式	美國：PACE 模式
組織及運作	1.以社區整合服務中心為服務主軸，以學區為單位，建構結合醫療、介護、住宅、預防、生活支援等各項服務的照顧體系。 2.社區整合服務中心由指定專業人員組成共同營運，分別整合介護預防、介護支援服務，並提供綜合諮詢、權利保障等業務項目。	1.由聯邦醫療保險與醫療救助中心、州衛生部，以及 PACE 承辦組織共同提供服務。 2.由 PACE 承辦組織設立日間照顧中心，自行或由特約醫療機構，提供居家或機構式服務。 3.PACE 管理由協調跨專業團隊提供相關服務。
服務對象	1.主要服務對象為介護保險之給付對象： (A) 需支援 1-2 級 (B) 需照顧 1-5 級 2.非介護保險之對象：不符合失能等級判定之長輩。	1.55 歲以上的民眾。 2.PACE 提供服務之區域內的民眾。 3.失能程度符合入住護理之家之標準。 4.加入 PACE 計畫後，能夠安全生活在社區內的民眾。
工作團隊	1.社區整合服務中心的專業人員：護理師、照顧管理專員、社工。 2.相關照顧服務專業提供者。	包含：個案管理專員、醫師、護理師、物理治療師、職能治療師、照顧服務員、營養師、社工師、文康教育人員、交通接送人員等。
服務項目	1.介護預防服務（需支援 1-2 級者） (A) 居家式服務 (B) 社區密合型服務 2.社區支援服務（非介護保險之對象），主要提供預防照顧及日常生活協助兩種類型服務，如： (A) 提升運動器官機能 (B) 營養改善 (C) 口腔機能提升 (D) 失智症預防、支援 (E) 預防失能服務	1.門診及急診 2.醫療病房 3.復健服務 4.休閒娛樂活動 5.日間照顧中心 6.沐浴及個人服務 7.交通接送服務 8.營養服務及供餐 9.檢驗及檢查服務

資料來源：整理自衛福部，2016；陳燕禎，2020：60。

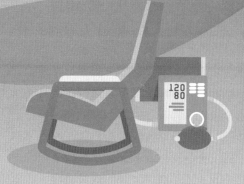

第 **3** 章

我國長期照顧服務與相關高齡照顧政策

●●●●●●●●●●●●●●●●●●●●●●●● 章節體系架構 ▽

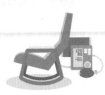

Unit **3-1**
長照 1.0 的政策

2007-2016年所推動的「我國長期照顧十年計畫──大溫暖社會福利套案之旗艦計畫」，簡稱為長照1.0，是我國第一次將長期照顧政策正式系統化，建構出針對失能者的照顧服務政策內容，主要是依循在地老化的政策目標，希望建構一個符合多元化、社區化、優質化的照顧服務內容。

長照1.0政策，也集結了過去政府的許多先導計畫與實驗計畫，將我國長期照顧服務，正式定義為包含：居家式、社區式、機構式三大照顧服務模式的內容，提供以群體、文化、職業、經濟、健康條件差異之長照制度，以居家式、社區式服務為主，機構式服務為輔的生活照顧服務。

此外，長照1.0政策，也正式揭示於各縣市政府成立長期照顧管理中心。政府成立長期照顧管理中心，提供民眾到宅評估、擬定照顧計畫，以單一窗口整合式服務推動優質照顧管理服務，再配合照顧服務資訊管理系統之建置，提升長期照顧業務之執行效能，奠定我國長期照顧服務制度及服務網絡的里程碑。

長照1.0政策中，主要的服務對象、服務原則、服務內容說明如下：

（一）服務對象

1. 以日常生活需他人協助者為主，包含以下四類失能者：

(1)65歲以上老人。

(2)55歲以上山地原住民。

(3)50歲以上身心障礙者。

(4)僅IADLs失能且獨居之老人。

2. 失能程度界定為三級：

(1)輕度失能（一至二項ADLs失能者，以及僅IADLs失能且獨居老人）。

(2)中度失能（三至四項ADLs失能者）。

(3)重度失能〔五項（含）以上ADLs失能者〕。

（二）服務原則

1. 以服務提供（實物給付）為主，以補助服務使用者為原則。

2. 依失能者家庭經濟狀況，提供不同補助：

(1)低收入者：全額補助。

(2)中低收入者：補助90%，使用者自行負擔10%。

(3)一般戶：補助70%，使用者自行負擔30%。

(4)超過政府補助額度者，則由民眾全額自行負擔。

（三）服務內容

1. 居家服務。

2. 日間照顧。

3. 家庭托顧。

4. 輔具及居家無障礙環境。

5. 老人營養餐飲服務。

6. 交通接送服務。

7. 長期照顧機構服務。

8. 居家護理。

9. 社區及居家復健。

10. 喘息服務。

長期照顧1.0政策服務內容

政策	服務對象	服務原則	服務內容
長照 1.0	以日常生活需他人協助者為主，包含以下四類失能者： (1)65歲以上老人 (2)55歲以上山地原住民 (3)50歲以上身心障礙者 (4)僅IADLs失能且獨居之老人	以服務提供（實物給付）為主，以補助服務使用者為原則。	居家服務
			日間照顧
			家庭托顧
			輔具及居家無障礙環境
			老人營養餐飲服務
	失能程度界定為三級： (1)輕度失能（一至二項ADLs失能者，以及僅IADLs失能且獨居之老人） (2)中度失能（三至四項ADLs失能者） (3)重度失能〔五項（含）以上ADLs失能者〕	依失能者家庭經濟狀況提供不同補助： (1)低收入者：全額補助 (2)中低收入者：補助90%，使用者自行負擔10% (3)一般戶：補助70%，使用者自行負擔30% (4)超過政府補助額度者，則由民眾全額自行負擔	交通接送服務
			長期照顧機構服務
			居家護理
			社區及居家復健
			喘息服務

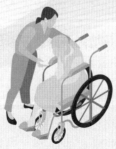

Unit **3-2**
長照 1.0 政策面臨之挑戰

我國長照 1.0 政策在推動 10 年的歷程中，已為我國的長照服務奠下良好基礎，服務量能占老人失能人口比率，從 2008 年的 2.3%，提升至 2016 年 4 月的 35.7%，服務人數達 173,811 人。量能雖有大幅提升，但考量我國人口快速老化之趨勢，且長照資源的有限性，也導致長照 1.0 政策在推動 10 年的過程中，面臨到些許的推動困境。

（一）長照服務對象範圍需要擴大

長照 1.0 政策礙於資源與經費的有限性，未能將預防及延緩失能方案納入，及早協助 65 歲以上老人建立預防及延緩失能之認知，降低長期照顧服務需求，是長照 1.0 政策中面臨較大的困難。另外，臺灣老年人口失智症的盛行率為 8.04%，長照服務未能將失智症人口納入服務對象，也是政策需要調整之處。

（二）長照人力資源短缺

長期照顧的直接服務人力，包含：照顧服務員、社工人員、護理人員、物理治療人員、職能治療人員。在長照 1.0 政策推動期間，雖然服務使用的人數持續增加，但是照顧服務員的人數仍舊短缺。

（三）偏遠地區服務資源不足

城鄉長照資源發展不均，一直是長照服務體系發展以來面臨的困境與問題。山地離島等偏遠地區因地理環境特殊、幅員遼闊且交通不便、青壯人口外移等問題，使得長照服務人力羅致不易，相較於全國，其長照專業人員（包括照顧服務員、社工人員、護理人員、物理治療人員、職能治療人員等人力）明顯不足，影響服務資源及服務輸送體系之拓展與布建。

（四）預算嚴重不足

依據長照 1.0 的政策規劃，長照 10 年推動下來所需要的預算經費為 817 億元，但礙於政府財政問題，2008-2013 年的長照預算僅有 25.33-32.38 億元，總計確實實際執行之經費為 323 億元。礙於預算嚴重不足的情形下，長照服務體系的資源布建，以及照顧服務人員的培育上，也都面臨許多的難題。

（五）補助核定額度與服務品質未能滿足民眾期待

服務時數不夠及服務品質不穩定，常常是長照 1.0 政策中，民眾使用服務後最常聽見的抱怨。同時，也因為核定的補助時數，又有單向服務項目的服務時數核定上限的限制，也增添了長照服務不好用的現實困境。

（六）家庭照顧者支持與服務體系仍待強化

家庭是我國失能、失智老人最主要的照顧場所，而家庭照顧者也往往由失能、失智老人的配偶或是小孩擔負主要照顧責任，而面對家庭照顧者的照顧壓力，在長照 1.0 政策中，僅有提供喘息服務，對於家庭照顧者的支持方案主要是透過其他財源支應，如何將家庭照顧者納入長照服務體系中，也是我國當前重要的長照課題之一。

（七）長照服務項目未能回應民眾的多元需求

面對以被照顧者為中心的照顧服務需求，從照顧服務項目來核定被照顧者可以接受的服務項目與時數，往往未能夠提供被照顧者有整合式的服務，也無法因應被照顧者的多元照顧需求。因此，如何因應被照顧者本身的多元化需求，擬定個人化的照顧服務方案，就成為長照服務變革的重要議題。

（八）服務體系鬆散未曾集結成網絡

服務資源往往需要仰賴資源網絡中的服務提供者，相互之間建立起綿密的服務資源連結，方能夠有效提供服務需求者有好的服務網絡。但過去長照1.0政策時代，往往因為各項承接長照服務的單位，分屬不同的組織，也讓在地資源無法形成綿密的資源網絡，以滿足被照顧者的需求。

（九）行政作業繁雜影響民間投入意願

長照服務高度仰賴民間單位的協力參與，但民間單位參與服務提供後，卻往往需要負荷政府機關委託服務的龐雜行政程序，讓第一線負責的社工人員及護理人員，每月都需要應付龐雜的行政報表，無法確實的督導服務品質，影響民間參與服務提供的原始目的。

（十）長照服務資訊系統有待積極整合

長照1.0政策時代，因為衛生福利部尚未整併成立，也讓長照服務需要橫跨兩部會間的溝通協調，其中更是包含照顧服務資訊系統的整合等問題，整體長照服務的資料則是分屬在「照顧服務管理資訊系統」、「照顧服務人力資料庫」、「醫事管理系統」、「長期照護資訊網」、「護理之家服務對象管理」等系統，無法有效統整相關資料。

（十一）長照政策有待宣導

民眾對於長照服務的認知不足，不知道如何使用長照服務，或是民眾有需求出現時，不知道能夠尋求長照服務的協助。

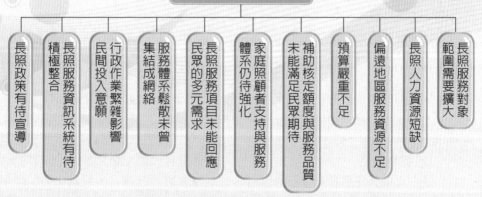

長照1.0政策困境

- 長照政策有待宣導
- 長照服務資訊系統有待積極整合
- 民間投入意願
- 行政作業繁雜影響
- 集結成網絡
- 服務體系鬆散未曾
- 民眾的多元需求
- 長照服務項目未能回應
- 體系仍待強化
- 家庭照顧者支持與服務
- 未能滿足民眾期待
- 補助核定額度與服務品質
- 預算嚴重不足
- 偏遠地區服務資源不足
- 長照人力資源短缺
- 範圍需要擴大
- 長照服務對象

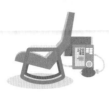

Unit 3-3
長照 2.0 的政策

面對前述長照 1.0 政策執行 10 年以來所面臨的困境，衛生福利部於 2016 年提出「長期照顧服務十年計畫 2.0」，希望藉由長照 2.0 政策的推出，能夠修正調整長照 1.0 政策不足之處，建構一個「多元連續服務，且普及照顧的服務體系」，並期望建構以社區為基礎的照顧型社區，提升長照需求者及照顧者的生活品質。

衛福部也因應長照 1.0 的政策問題，針對長照 2.0 的計畫目標、實施策略、服務對象、服務項目進行修正調整。

（一）計畫目標

1. 建立優質、平價、普及的長期照顧服務體系，發揮社區主義精神，讓有長照需求的國民可以獲得基本服務，在自己熟悉的環境安心享受老年生活，減輕家庭照顧負擔。

2. 實現在地老化，提供從支持家庭、居家、社區到機構式照顧的多元連續服務，普及照顧服務體系，建立照顧型社區，期能提升具長期照顧需求者與照顧者之生活品質。

3. 延伸前端初級預防功能，預防保健、活力老化、減緩失能，促進長者健康福祉，提升老人生活品質。

4. 向後端提供多目標社區式支持服務，銜接在宅臨終安寧照顧，減輕家屬照顧壓力，減少長期照顧負擔。

（二）實施策略

1. 建立以服務使用者為中心的服務體系。

2. 發展以社區為基礎的小規模多機能整合型服務中心。

3. 鼓勵資源發展因地制宜與創新化，縮小城鄉差距，凸顯地方特色。

4. 培植以社區為基礎的健康照護團隊。

5. 健全縣市照顧管理中心組織定位與職權。

6. 提高服務補助效能與彈性。

7. 開創照顧服務人力資源職涯發展策略。

8. 強化照顧管理資料庫系統。

9. 增強地方政府發展資源之能量。

10. 建立中央政府總量管理與研發系統。

（三）服務對象

1. 65 歲以上老人。

2. 未滿 50 歲失能身心障礙者。

3. 50-64 歲失能身心障礙者。

4. 55-64 歲失能原住民。

5. 50 歲以上失智症者。

6. 衰弱老人。

（四）長照 2.0 的 ABC 三級服務

長照 2.0 希望建立區域性的「整體式社區照顧服務」，因此以鄉鎮市區為單位，進行長照 ABC 單位的資源布建工作。

1. A 單位為社區整合型服務中心：也稱為「長照旗艦店」，一定會有「居家服務」+「日間照顧」兩個服務項目。

2. B 單位為複合型服務中心：也稱

為「長照專賣店」，提供居家照顧、社區照顧、機構照顧其中一項服務的單位，主要以日間照顧中心為主要服務類型。

3.C 單位為巷弄長照站：也稱為「長照柑仔店」，失能長者可以在這裡得到共餐、健康促進、延緩失能等服務，多數為原有的社區照顧關懷據點所轉型成立。

（五）長照 2.0 的十七項服務

十七項服務為：1.照顧服務；2.喘息服務；3.居家護理；4.復健服務；5.輔具補助；6.交通接送服務；7.營養餐飲服務；8.長照機構；9.社區整體照顧；10.小規模多機能；11.失智照顧；12.照顧者服務據點；13.社區預防照顧；14.原民社區整合；15.預防/延緩失能；16.延伸出院準備；17.居家醫療。

長期照顧 2.0 政策服務內容

政策	服務對象	服務原則	服務內容
長照 2.0	1.65 歲以上老人 2.未滿 50 歲失能身心障礙者 3.50-64 歲失能身心障礙者 4.55-64 歲失能原住民 5.50 歲以上失智症者 6.衰弱老人	1.建立以服務使用者為中心的服務體系。 2.發展以社區為基礎的小規模多機能整合型服務中心。 3.鼓勵資源發展因地制宜與創新化，縮小城鄉差距，凸顯地方特色。 4.培植以社區為基礎的健康照護團隊。 5.健全縣市照顧管理中心組織定位與職權。 6.提高服務補助效能與彈性。 7.開創照顧服務人力資源職涯發展策略。 8.強化照顧管理資料庫系統。 9.增強地方政府發展資源之能量。 10.建立中央政府總量管理與研發系統。	照顧服務 喘息服務 居家護理 復健服務 輔具補助 交通接送服務 營養餐飲服務 長照機構 社區整體照顧 小規模多機能 失智照顧 照顧者服務據點 社區預防照顧 原民社區整合 預防及延緩失能 延伸出院準備 居家醫療

Unit 3-4
衛福部的社區端高齡照顧服務

圖解長期照顧

衛福部在長照2.0的政策推動後，希望建立「社區整體照顧模式」的連續性服務模式，其中社區端的政策就是該政策所希望能夠積極布建在地照顧資源的重要策略。

一、社區照顧關懷據點

社區照顧關懷據點於2005年正式推動，透過社區照顧關懷據點的開辦，提升社區端的照顧能量，服務社區內健康、亞健康的長輩，提供關懷訪視、電話問安、諮詢及轉介服務、餐飲服務，以及健康促進服務等項目。

二、巷弄長照站

服務對象主要為長照2.0之政策服務對象，主要為落實在地老化的政策目標，提供社區具有近便性的臨托服務，並期望藉由社區本身的人力資源，協助提供相關服務。服務內容包含：臨托服務、共餐或送餐服務、預防及延緩失能服務方案、提供可促進社會參與之活動。巷弄長照站也期待由原本社區照顧關懷據點，每週提供一個時段（一個半天）的服務時間，提升為每週十個時段的服務時間。

2016年「長照政策2.0」政策推動初期，衛福部補助社區辦理巷弄長照站時，能夠有兩位專業人力（一名社工、一名照服人員）的人事費用補助，來協助社區有專業人力能夠於社區內提供照顧服務。然而，在政策推動後，社區面臨到建物合法性，以及專業人力難聘用等問題，導致巷弄長照站政策受到嚴重挑戰。

2018年衛福部也針對巷弄長照站的設置規範進行調整，改為原本就有辦理社區照顧關懷據點的社區，只要多提供預防及延緩失能方案者，就可歸類為升級成立巷弄長照站之社區。而原本聘有專業人力的巷弄長照站，則改制為巷弄長照站plus的類型。

三、預防及延緩失能照顧計畫

衛福部藉由在社區內推動「預防及延緩失能照顧計畫」，透過教學活動之介入，協助失能者行為改變，增強其自我效能，促使其有能力去控制自身的健康和影響其健康的決定因素，以達延緩失能之目標。服務方案，包含：肌力強化運動、生活功能重建訓練、社會參與、膳食營養、認知促進、口腔保健等服務。

四、失智社區服務據點

同時，衛福部為兼顧失智症的照顧對象，於2017年推出「失智症服務計畫」，希望針對區域內失智症人口較多的社區，設置「失智社區服務據點」，協助社區內或是鄰近社區的失智長輩，能夠就近於失智社區服務據點中接受服務。服務的內容，包含：認知促進課程、照顧者照顧課程、照顧者支持團體、辦理共餐、轉介疑似個案至失智症共照中心等服務。

五、醫事機構巷弄長照站

衛福部於 2018 年增加「醫事機構巷弄長照站」的服務，服務對象同樣為長照的服務對象，但該項政策的巷弄長照站，則是需要由醫事機構作為主要的經營主體，透過醫事機構進入社區中設置長照站，來解決社區端專業人力不足的問題。服務內容，包含：社會參與、健康促進、共餐服務、結合預防及延緩失能照顧計畫等服務，與巷弄長照站的服務內容雷同。

由前述衛福部本身所推出的各項政策中，可以發現透過多元化的政策工具引導，衛福部希望能夠在社區端建置多樣化的照顧服務。截至 2020 年底，我國也已建置 3,156 個巷弄長照站、494 個失智社區服務據點，占全臺總村里數 7,760 個村里的 47%。

衛福部各項社區端的高齡照顧服務政策

政策項目	執行單位	服務對象	服務內容
社區照顧關懷據點	社區	健康老人 亞健康老人	1. 關懷訪視 2. 電話問安 3. 諮詢及轉介服務 4. 餐飲服務 5. 健康促進課程
巷弄長照站	社區	健康老人 亞健康老人 輕度失能老人 身心障礙者	1. 臨托服務 2. 共餐或送餐服務 3. 預防及延緩失能服務方案 4. 提供可促進社會參與之活動
預防及延緩失能照顧計畫	社區	健康老人 亞健康老人 輕度失能老人 身心障礙者	1. 肌力強化運動 2. 生活功能重建訓練 3. 社會參與 4. 膳食營養 5. 認知促進 6. 口腔保健
失智社區服務據點	醫事機構 長照機構 社福機構	疑似失智症者（評估為疑似失智症，惟尚未確診者） 極輕、輕度或重度失智症者 長期照顧管理中心及共照中心轉介之個案	1. 認知促進課程 2. 照顧者照顧課程 3. 照顧者支持團體 4. 辦理共餐 5. 轉介疑似個案至失智症共照中心
醫事機構巷弄長照站	醫事機構 長照機構 108年12月31日以前辦理巷弄長照站者	健康老人 亞健康老人 輕度失能老人 身心障礙者	1. 社會參與 2. 健康促進 3. 共餐服務 4. 結合預防及延緩失能照顧計畫

035

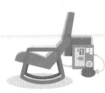

Unit 3-5
原住民族群的高齡照顧服務

036

原住民族委員會於95年推動「推展原住民部落長者日間關懷站實施計畫」，結合部落、宗教組織的人力、物力等資源辦理部落長者日間關懷站，尤其針對偏遠地區、福利資源缺乏且不易取得照顧服務之部落為優先補助對象，以提供原住民族長者預防性、關懷性及連續性之照顧服務。

前項計畫主要關注「文化照顧面向議題」，希望發展出兼顧文化與照顧服務的部落照顧模式，該計畫於2015年更名為「部落文化健康站」，成為現行長照服務中文化健康站的主要政策發展基礎。在衛福部長照2.0政策中，也明確揭示出原鄉地區部落高達七百多個，但於2016年時僅有一百二十一個文化健康站，顯見照顧服務仍未於資源較為缺乏的原住民部落中長出。

於是在長照2.0政策的協助推動之下，為了縮短城鄉間的照顧資源差距，並期望在原住民部落地區，能夠打造出具有原住民族特色的長照體系，除了撥付經費協助原住民族委員會建置文化健康站外，也須積極布建原住民部落的日照服務、家庭托顧及長照分站等服務資源。

結合了長照2.0政策後的原住民部落照顧服務政策，除了延續既有原住民族委員會在推動的文化健康照顧外，也希望達到以下若干目標：

一、加強部落需求調查及資源盤點導入

以擴大服務量能，營造可近性、可及性，多元服務之文化健康照顧環境，讓長者在熟悉的生活空間安老。

二、重視銜接前端初級預防功能

預防保健、活力老化、減緩失能，促進長者健康福祉，提升長者生活品質。

三、運用部落長者照顧服務與支持系統

保障原住民長者獲得適切的服務，並結合社政、衛政、當地長期照顧管理中心、原住民族家庭暨婦女服務中心、教會團體、部落組織等相關資源，協助部落獲取「經濟安全」、「健康醫療」、「居家照顧」、「部落（社區）照顧」等層面之福利資源，以建立預防性及連續性之照顧服務體系。

四、向後端提供多目標社區式支持服務

轉銜在宅臨終安寧照顧，並連結政府長期照顧資源減輕家屬照顧壓力，減少長期照顧負擔，提供長者從支持家庭、居家、部落（社區）到機構式照顧的多元連續服務，普及照顧服務體系。

原住民族群的高齡照顧服務

政策項目	執行單位	服務對象	服務內容
部落文化健康站	1. 立案之財團法人宗教組織或其所屬設立於原住民族地區之地方分會。 2. 立案之社會團體或法人。	55歲以上健康、亞健康長者及衰弱長者	1.簡易健康照顧服務 2.延緩老化失能活動（活力健康操、文化藝術、心靈課程、文化音樂活化腦力） 3.營養餐飲服務（共餐或送餐） 4.居家關懷服務 5.生活與照顧諮詢服務 6.連結、轉介服務（輔具提供、居家護理、社區級居家復健、部落義診）、其他服務（電話問安）

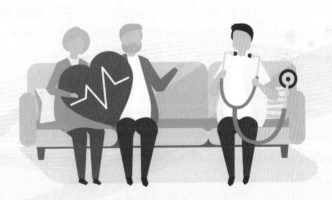

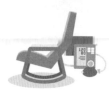

Unit 3-6
相關部會（教育部、客委會、農委會）的高齡相關照顧服務

　　高齡社會的來臨，不僅是衛生福利部積極推出各項政策，透過政策引導的方式，充實我國高齡照顧的相關服務資源；其他各部會，也因應其主管的業務，推出各項充實在地照顧服務資源的政策，如：教育部的樂齡學習計畫、客委會的伯公照護站、農委會的綠色照顧等相關政策。

一、教育部的樂齡學習計畫

　　教育部為因應高齡社會的人口結構，於2008年推出各項高齡教育、樂齡學習計畫與活動，設置樂齡學習中心、開辦樂齡大學等，並鼓勵各終身學習機構，推動高齡學習，提供55歲以上國民的學習機會，實踐活躍老化的政策目標。該政策主要目標為，推動各大學運用高教資源設置「樂齡大學」，以及推動一鄉鎮市區一樂齡中心計畫，透過樂齡大學及樂齡中心的設置，開設：樂齡核心課程（生活安全、運動保健、心靈成長、人際關係、社會參與等面向課程）、自主規劃課程、貢獻服務課程，提供各區域55歲以上的中高齡人口，樂齡學習的機會，及早建立活躍老化的相關概念與基礎。

　　此外，教育部的樂齡學習計畫，同時也為提供樂齡中心的優質課程，推動樂齡規劃師的訓練課程，透過樂齡規劃師的培養，協助各地有意投入樂齡教育的教學者，學習如何設計課程的教學內容、課程大綱，以及教導教學技巧等內容，以協助建構各地優質的樂齡教育師資。

二、客委會的伯公照護站

　　客家委員會為了補充客家族群村落醫療照顧資源的不足，於2017年與衛福部協調，推出「伯公照護站」的政策計畫。以健康或亞健康之客家庄銀髮族為主體，針對高齡化嚴重、長期照顧及醫療資源貧乏之客家庄地區，發展因地制宜的照顧服務。該計畫所提供的服務，包含：志工服務、融合客家文化的健康促進活動、交通接送、營養津貼、送藥到點、行動醫療、遠距照護等服務項目。

三、農委會的綠色照顧

　　農委會於2020年則是因應農民或漁民的高齡化議題，接軌長照2.0政策，透過各區的農會及漁會推動綠色照顧的政策計畫，運用農漁會人員及家政志工，結合在地特色食材，發展具有地方特色的綠色照顧，營造友善高齡生活環境。該政策服務內容主要以健康促進為核心，發展綠飲食、綠療育及綠照顧三大主軸，其結合農村的農業發展特色，與農村地區的巷弄長照站結合，發展深具農村特色的健康促進學習課程、互助的共食服務，並運用農會家政班推動健康諮詢服務等內容。

教育部、客委會、農委會的高齡相關照顧服務

主管部會	政策項目	執行單位	服務對象	服務內容
教育部	樂齡學習	鄉鎮市區公所 公共圖書館 各級學校 立案之非營利 組織	55歲（含） 以上國民	1. 協助有意願辦理樂齡教育之大學設置樂齡大學 2. 於各鄉鎮市區建立樂齡學習中心 3. 辦理樂齡核心課程（生活安全、運動保健、心靈成長、人際關係、社會參與等面向課程）、自主規劃課程、貢獻服務課程
客委會	伯公照護站	醫事機構 長照機構 社福機構 社區組織	健康或亞健康之客家庄銀髮族	1. 志工服務 2. 融合客家文化的健康促進活動 3. 交通接送 4. 營養津貼 5. 送藥到點 6. 行動醫療 7. 遠距照護
農委會	綠色照顧	各區農會 各區漁會	農民 漁民	1. 深具農村特色的健康促進學習課程 2. 互助的共食服務 3. 運用農會家政班推動健康諮詢服務

第三章 我國長期照顧服務與相關高齡照顧政策

039

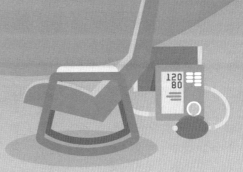

第 **4** 章

長期照顧 2.0 的服務內容

•••••••••••••••••••••••••• 章節體系架構 ▼

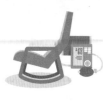

Unit **4-1**
長照服務中失能對象的評估工具

　　長照服務內所照顧的失能對象，包含：65歲以上失能老人、50-64歲失能身心障礙者、55-64歲失能原住民、未滿50歲失能身心障礙者等對象。失能的認定標準，主要是由三項量表進行評測，分別為：長照需要評估指標，係以日常生活活動功能量表（ADLs）、工具性日常生活活動功能量表（IADLs），以及「簡易心智狀態問卷調查表」（Short Portable Mental Status Questionnaire，簡稱 SPMSQ）等為主要評估工具。

失能對象的評估量表

評估工具	評估對象	評估內容	評估結果區分
日常生活活動功能量表（ADLs）	1.65歲以上失能老人 2.50-64歲失能身心障礙者 3.55-64歲失能原住民 4.未滿50歲失能身心障礙者	1.進食（feeding，餐盤準備及安排、將飲料或食物從盤或碗中送到嘴裡） 2.咀嚼（eating，吞嚥食物、嘴裡食物或飲料的維持及處理） 3.功能性移動（床上移動、輪椅移動、移位、行走、搬運物品） 4.穿脫衣物 5.沐浴 6.大小便處理 7.個人器具之照顧（助聽器、隱形眼鏡、眼鏡、副木裝具、義肢、輔具） 8.個人衛生及盥洗（化妝、洗臉、弄頭髮、刷牙、假牙等） 9.性生活 10.休息及睡眠 11.廁所衛生	常見以巴氏量表作為評估工具，評量共分五個等級： 1.0分至20分：屬完全依賴 2.21分至60分：屬嚴重依賴 3.61分至90分：屬中度依賴 4.91分至99分：屬輕度依賴 5.100分為完全獨立

評估工具	評估對象	評估內容	評估結果區分
工具性日常生活活動功能量表（IADLs）	1.65歲以上失能老人 2.50-64歲失能身心障礙者 3.55-64歲失能原住民 4.未滿50歲失能身心障礙者	1.照顧他人（選擇及監督照顧者、提供照顧他人的服務） 2.照顧寵物 3.教養孩童（提供照顧及監督孩童成長所需的支持） 4.溝通器具的使用（寫字器具、電話、打字機、電腦、溝通板、叫人鈴、緊急系統、點字系統、聾人所使用的溝通器具、改善溝通系統等來接收及傳送資訊） 5.社區移動（自行開車或騎摩托車，使用公車、計程車或其他大眾交通工具） 6.經濟管理（使用銀行或各種經濟處理方法，來達成個案長期及短期經濟目的） 7.健康管理及維持（營養、運動、藥物） 8.家務處理 9.烹飪及清潔 10.安全程序及緊急應變處理 11.購物	評估個案維持獨立自主能力，較一般個人自我照顧需求來得複雜，包括烹食、購物、打電話、管理財務，工作內容以女性社會性角色為主，如準備食物、做家事。該評量表原設計總分為8分，男性測驗應去除做飯、家事、洗衣這三項，故總分為5分。
簡易心智狀態問卷調查表（SPMSQ）		1.今天是幾號 2.今天是星期幾 3.這是什麼地方 4.您的電話號碼是幾號／您住在什麼地方 5.您幾歲 6.您的出生年月日 7.現任總統是誰 8.前任總統是誰 9.您媽媽叫什麼名字 10.從20減3開始算，一直減3減下去	1.錯0-2題：心智功能完整 2.錯3-4題：輕度心智功能障礙 3.錯5-7題：中度心智功能障礙 4.錯8-10題：重度心智功能障礙

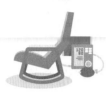

Unit 4-2
長照服務中失智對象的評估工具

　　長照服務中只要是 50 歲以上的失智症者，就是長照服務照顧的對象。針對失智症的評估，則是以量表作為主要評估工具。臨床上的評估工具以「臨床失智評估量表（Clinical Dementia Rating，簡稱 CDR）」為主。

　　CDR 量表雖有各個面向的統計分數，來判定失智者的失智程度，但量表對於第三級以上的失智症認定標準還沒有訂定出來，但是面對更嚴重的失智障礙程度時，CDR 量表則提供兩項指標進行參考。

一、深度失智症者

　　說話通常令人費解或毫無關聯，不能遵照簡單指示或不瞭解指令；偶而只能認出其配偶或照顧他的人。吃飯只會用手指頭不太會用餐具，也需要旁人協助。即使有人協助或加以訓練，還是經常大小便失禁。在有人協助下雖然勉強能走幾步，通常都必須坐輪椅；極少到戶外去，且經常會有無目的的動作。

二、末期失智症者

　　沒有反應或毫無理解能力；認不出人；需旁人餵食，可能需用鼻胃管；吞食困難；大小便完全失禁，長期躺在病床上，不能坐、也不能站，全身關節攣縮。

044

失智對象的評估量表

評估工具	評估對象	評估標準
臨床失智評估量表（CDR）	50 歲以上失智症者	0：沒有失智 0.5：未確定或待觀察 1：輕度失智 2：中度失智 3：重度失智 4：深度失智 5：末期失智

評分	記憶力	定向感	解決問題能力	社區活動能力	家居嗜好	自我照料
無 (0)	沒有記憶力減退或稍微減退；沒有經常性健忘	完全能定向	日常問題（包括財務及商業性的事物）都能處理的很好；和以前的表現比較，判斷力良好	和平常一樣能獨立處理有關工作、購物、業務、財務、參加義工及社團的事務	家庭生活、嗜好、知性興趣都維持良好	能完全自我照料
可疑 (0.5)	經常性的輕度遺忘，事情只能部分想起；「良性」健忘症	完全能定向，但涉及時間關聯性時，稍有困難	處理問題時，在分析類似性和差異性時，稍有困難	這些活動稍有障礙	家庭生活、嗜好、知性興趣稍有障礙	能完全自我照料
輕度 (1)	中度記憶減退；對於最近的事尤其不容易記得；會影響日常生活	涉及時間關聯性時，有中度困難。檢查時，對地點仍有定向力；但在某些場合可能仍有地理定向力的障礙	處理問題時，分析類似性和差異性時，有中度困難；社會價值之判斷力通常還能維持	雖然還能從事某些活動，但無法單獨參與。對一般偶爾的檢查，外觀上還似正常	居家生活確已出現輕度之障礙，較困難之家事已經不做；比較複雜之嗜好及興趣都已放棄	需旁人督促或提醒
中度 (2)	嚴重記憶力減退只有高度重複學過的事務才會記得；新學的東西都很快會忘記	涉及時間關聯性時，有嚴重困難；時間及地點都會有定向力的障礙	處理問題時，分析類似性和差異性時有嚴重障礙；社會價值之判斷力通常已受影響	不會掩飾自己無力獨自處理工作、購物等活動的窘境；被帶出來外面活動時，外觀還似正常	只有簡單家事還能做，興趣很少，也很難維持	穿衣、個人衛生，以及個人事物之料理，都需要幫忙
嚴重 (3)	記憶力嚴重減退，只能記得片段	只維持對人的定向力	不能做判斷或解決問題	不會掩飾自己無力獨自處理工作、購物等活動的窘境；外觀上明顯可知病情嚴重，無法在外活動	無法做家事	個人照料需仰賴別人給予很大的幫忙；經常大小便失禁

045

Unit 4-3
長照服務中衰弱老人的評估工具

衰弱老人不同於失能的老人，是指其日常生活功能尚沒有到無法自理的狀態，但未來可能成為失能老人群體的高風險群。針對衰弱老人的評估量表，主要為 Fried frailty index（Fried 衰弱指數）或 SOF（Study of Osteoporotic Fractures）frailty index（SOF 衰弱指數）等兩項量表。

一、Fried frailty index（Fried 衰弱指數）

Fried 衰弱指數是臨床上用來評估衰弱老人的主要量表之一，透過客觀數據來評估老人的衰弱指數，評估內容包含：

（一）非刻意的體重減輕狀況，如果長輩在過去一年內，並非有刻意進行減重，但體重卻減輕大於 5 公斤者。

（二）以握力來評估長輩的肌力衰退狀況，男女生的握力小於該族群最低的 20% 範圍內，且男性握力小於 26 公斤、女性握力小於 18 公斤者。

（三）行走速度變慢，其中行走速度落在該族群最低的 20% 範圍內，且步行速度小於每秒 0.8 公尺者。

（四）長輩自己陳述過去一週內，如果有三天以上做事感到疲倦或是提不起勁者。

（五）每週體能活動量落在該族群最低的 20% 範圍內，且男性每週體能活動消耗量小於 383 卡者，女性每週體能活動消耗量小於 270 卡者。

如果長輩透過此量表評估後，發現滿足前述五項指標中三項以上者，則為衰弱老人；滿足前述指標一至兩項者，則為衰弱前期老人；無滿足前述任何一項指標者，則為健壯老人。

二、SOF (Study of Osteoporotic Fractures) frailty index（SOF 衰弱指數）

SOF 衰弱指數是臨床上另一個常被用來評估衰弱老人的主要量表，透過客觀數據來評估老人的衰弱指數，評估內容包含：

（一）非刻意的體重減輕狀況，如果長輩在過去一年內，並非有刻意進行減重，但體重卻減輕大於 5% 者。

（二）在沒有使用扶手的情形下，無法從椅子起身五次者。

（三）最近感到意興闌珊或提不起勁者。

如果長輩透過此量表評估後，發現滿足前述三項指標中兩項以上者，則為衰弱老人；滿足前述指標一項者，則為衰弱前期老人；無滿足前述任何一項指標者，則為健壯老人。

衰弱老人的評估量表

評估工具	評估對象	評估內容	評估結果區分
Fried frailty index	衰弱老人	1.非刻意的體重減輕（過去一年內體重減輕>5公斤） 2.肌力下降（握力小於研究族群最低之20%，男性握力<26公斤、女性握力<18公斤） 3.行走速度變慢（行走速度落在研究族群最低之20%，步行速度<0.8公尺／秒） 4.自述疲憊感（近一週內，有三天以上做任何事感到疲倦或提不起勁） 5.體能活動度降低（活動量落在研究族群最低之20%，男性<383卡／週、女性<270卡／週）	1.大於等於三項指標：衰弱 2.一至三項指標：衰弱前期 3.零項指標：健壯
SOF(Study of Osteoporotic Fractures) frailty index		1.體重減輕（過去一年內體重減輕>5%） 2.下肢功能（無法在沒有使用扶手的情形下，從椅子起身五次） 3.降低精力（最近感到意興闌珊或提不起勁）	1.大於等於二項指標：衰弱 2.一項指標：衰弱前期 3.零項指標：健康

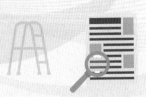
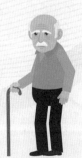

Unit 4-4
長照服務的申請方式

圖解長期照顧

　　針對前述章節中，經過各項量表評估，確認為長照的服務對象後，就可進行長照服務的申請。而長照服務的申請方式，可總結為四個階段，分別為：申請服務前、服務評估、照顧服務計畫擬定，以及展開服務等四個階段，說明如下：

一、申請服務前

　　在具備前述章節所提及的長照服務對象的要件後，可以經由三個管道，進入正式的長照服務申請程序，分別為：撥打 1966 長照服務專線申請服務、親自洽詢各縣市的照管中心尋求服務、被照顧者入院住院於出院前申請長照出院準備服務。申請長照服務時，可透過前面三種方式來提出申請。

二、服務評估

　　經由前述三種的任何一種方式提出長照需求申請後，照管中心則會先協助瞭解申請者是否符合申請資格。一旦符合申請資格後，照管中心將派遣照顧管理專員前往評估。

三、照顧服務計畫擬定

　　照管專員前往申請者家中進行評估後，會依照被照顧對象的需求量身訂做照顧計畫，並與家屬說明政府相關補助額度，協助家屬找到最合適的長照服務

資源。照管專員的照顧服務計畫，則會以「四包錢」的四類長照服務來進行計畫擬定，包含：照顧及專業服務（依失能程度 2-8 級補助約每月 10,020-36,180 元）、輔具及居家無障礙環境改善服務（每三年最高給付 40,000 元）、交通接送服務（依失能等級與居住地類別每月給付 1,680-2,400 元）、喘息服務（每年最高補助 48,510 元，可使用於居家喘息、機構喘息、日間照顧中心喘息、小規模多機能（夜間）臨托、巷弄長照站臨托。

四、展開服務

　　經過照管專員的照顧服務計畫擬定與確認後，照管中心將會把個案轉介給各區域的 A 級單位，由各區域 A 級單位的個案管理員協助連結服務，並提供合適的服務給被照顧者。

　　而長照的服務項目中，有些部分服務項目是不需要經由前述量表評估及申請程序，服務需求者就可以立即進行服務使用的項目，如：社區照顧關懷據點、巷弄長照站、預防及延緩失能照護服務等項目。

長照服務的申請方式

長照出院
準備服務

親自洽詢當地
照管中心

長照服務
專線
1966

照管專員到府評估
長照需求

擬定專屬
照顧服務計畫

取得長照服務

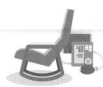

Unit 4-5
長照的四大服務類型

根據2015年公告施行的《長期照顧服務法》中，明確地將我國的長照服務，定義分為四種服務提供方式，分別為：居家式、社區式、機構住宿式、家庭照顧者支持服務等四大項服務類別，而每個服務類別中，又各自明確定義出服務項目。

一、居家式服務

居家式照顧服務的服務項目中，總共明列十一項服務項目，分別為：
1. 身體照顧服務。
2. 日常生活照顧服務。
3. 家事服務。
4. 餐飲及營養服務。
5. 輔具服務。
6. 必要之住家設施調整改善服務。
7. 心理支持服務。
8. 緊急救援服務。
9. 醫事照護服務。
10. 預防引發其他失能或加重失能之服務。
11. 其他由中央主管機關認定到宅提供與長照有關之服務。

二、社區式服務

社區式照顧服務的服務項目中，總共明列十一項服務項目，分別為：
1. 身體照顧服務。
2. 日常生活照顧服務。
3. 臨時住宿服務。
4. 餐飲及營養服務。
5. 輔具服務。
6. 心理支持服務。

7. 醫事照護服務。
8. 交通接送服務。
9. 社會參與服務。
10. 預防引發其他失能或加重失能之服務。
11. 其他由中央主管機關認定以社區為導向所提供與長照有關之服務。

三、機構住宿式服務

機構式照顧服務的服務項目中，總共明列十二項服務項目，分別為：
1. 身體照顧服務。
2. 日常生活照顧服務。
3. 餐飲及營養服務。
4. 住宿服務。
5. 醫事照護服務。
6. 輔具服務。
7. 心理支持服務。
8. 緊急送醫服務。
9. 家屬教育服務。
10. 社會參與服務。
11. 預防引發其他失能或加重失能之服務。
12. 其他由中央主管機關認定以入住方式所提供與長照有關之服務。

四、家庭照顧者支持服務

1. 有關資訊之提供及轉介。
2. 長照知識、技能訓練。
3. 喘息服務。
4. 情緒支持及團體服務之轉介。
5. 其他有助於提升家庭照顧者能力及其生活品質之服務。

長期照顧的四大服務類型

服務類型與項目	居家式服務	社區式服務	機構住宿式服務	家庭照顧者支持服務
《長期照顧服務法》規範之服務項目	・身體照顧服務 ・日常生活照顧服務 ・家事服務 ・餐飲及營養服務 ・輔具服務 ・必要之住家設施調整改善服務 ・心理支持服務 ・緊急救援服務 ・醫事照護服務 ・預防引發其他失能或加重失能之服務 ・其他由中央主管機關認定到宅提供與長照有關之服務	・身體照顧服務 ・日常生活照顧服務 ・臨時住宿服務 ・餐飲及營養服務 ・輔具服務 ・心理支持服務 ・醫事照護服務 ・交通接送服務 ・社會參與服務 ・預防引發其他失能或加重失能之服務 ・其他由中央主管機關認定以社區為導向所提供與長照有關之服務	・身體照顧服務 ・日常生活照顧服務 ・餐飲及營養服務 ・住宿服務 ・醫事照護服務 ・輔具服務 ・心理支持服務 ・緊急送醫服務 ・家屬教育服務 ・社會參與服務 ・預防引發其他失能或加重失能之服務 ・其他由中央主管機關認定以入住方式所提供與長照有關之服務	・有關資訊之提供及轉介 ・長照知識、技能訓練 ・喘息服務 ・情緒支持及團體服務之轉介 ・其他有助於提升家庭照顧者能力及其生活品質之服務
長照 2.0 提供之服務項目	・居家服務 ・餐飲服務 ・居家喘息 ・輔具購買或租借 ・居家護理 ・居家復健 ・居家無障礙環境改善	・日間照顧 ・日間照護 ・家庭托顧 ・交通接送服務 ・社區復健 ・機構喘息 ・巷弄長照站 ・小規模多機能 ・社區照顧關懷據點 ・失智社區服務據點 ・部落照顧服務	・安養機構 ・養護機構 ・身心障礙機構 ・長期照護機構 ・護理之家 ・失智症團體家屋	・家庭照顧者支持中心 ・家庭照顧者支持專線 ・家庭照顧者支持團體

Unit 4-6
長照服務中的創新服務模式

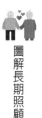

圖解長期照顧

052

除了前述所提及的各項法定長照服務項目外，因為臺灣整體高齡化趨勢的快速成長，也催生了一些從在地需求所發展而成的創新服務模式。這些創新服務模式中，從創立的組織類型來區分，大致可分為：由非營利組織成立的創新組織、由社會企業成立的創新組織、由營利企業成立的創新組織、由合作社模式成立的創新組織。

一、由非營利組織成立的創新組織

因應高齡社會的浪潮，一些原本就在提供長照服務的非營利組織，紛紛看到高齡社會下的需求，雖然有部分需求能透過長照服務來滿足，但仍然有些高齡社會的需求是無法被政府的長照服務所滿足，尤其是在健康、亞健康的高齡族群中。因此部分非營組織開始進行內部的創新服務轉型，希望能夠發展出多元化的服務內容，來滿足在地的需求。

這類型的非營利組織有：伊甸社會福利基金會的「老人照顧服務計畫」、揚生慈善基金會的「自癒力推廣」、同仁仁愛之家從日本引進的「自立支援照顧模式」，以及愚人之友基金會與暨大、埔基共同合作的「厚熊笑狗長照生活創新產業」。前述的創新服務計畫或模式，都是由非營利組織所發起，針對在地的高齡需求，從不同面向切入，發展而成的創新服務計畫。

二、由社會企業成立的創新組織

從社會企業角度出發，成立一個新的組織，關注高齡社會需求，發展出社會企業的商業模式，提供在地長輩服務，也是我國自 2016 年以來，蓬勃發展的現象之一。這類型的組織，多數由許多年輕世代所創立，如：與弘道老人基金會有相當淵源關係的「銀享全球股份有限公司」、「串門子社會設計有限公司」。另外則是有專注在交通接送的「多扶接送」、關注長照資源串聯的「有本生活坊」、關注復健治療的「葆心生活照護」等公司。

三、由營利企業成立的創新組織

也有許多組織是以營利組織的方式，來提供照顧服務，作為公司主要的營運項目，而這類型的組織與社會企業類型的組織不同，營利企業的組織所關注的就是如何從提供服務的過程，發展出公司的商業模式，成為公司主要的營業項目。這類型的組織，如：引進日本福祉照顧器材的「福樂多醫療福祉事業」、關注銀髮照顧服務提供的「中化銀髮事業」、以長照機構提供服務為主的「青松健康股份有限公司」

四、由合作社模式成立的創新組織

合作社組織型態的長照服務提供者，主要是以關注照顧服務員本身的勞動薪資條件為主，希望透過合作經濟

的運作模式，提升照顧服務員本身的薪資水準，讓照顧服務員也能夠成為合作社的股東社員，不再只是單純的提供服務的勞動供給者，同時也能夠成為合作社的股東，提升照顧服務員的勞動價值與薪資水準。這類型的組織，最著名的就是屏東的「第一照服務勞動合作社」，該合作社可以說是臺灣以合作經濟模式連結照服員的濫觴。

長照服務中的創新服務模式

組織型態	成立目的	本土化的代表性組織
由非營利組織成立	補充組織既有長照服務不足之處，以滿足在地的多元化照顧需求	• 伊甸社會福利基金會的「老人照顧服務計畫」 • 揚生慈善基金會的「自癒力推廣」 • 同仁仁愛之家從日本引進的「自立支援照顧模式」 • 愚人之友基金會與暨大、埔基共同合作的「厚熊笑狗長照生活創新產業」
由社會企業成立	透過經濟手段來滿足組織的社會目的	• 銀享全球股份有限公司 • 串門子社會設計有限公司 • 多扶接送 • 有本生活坊 • 窩心生活照護
由營利企業成立	以滿足高齡照顧需求的方式，作為組織主要的營利目的	• 福樂多醫療福祉事業 • 中化銀髮事業 • 青松健康股份有限公司
由合作社模式成立	透過合作經濟的方式，保障勞動服務提供者的薪資條件	• 屏東第一照服務勞動合作社

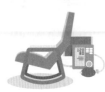

Unit 4-7
長照服務中的整合照顧模式

圖解長期照顧

從近年各界跨領域積極投入長照服務的發展趨勢中，可以發現許多專業服務組織及相關政策，認為長照服務的提供，不僅止於服務失能、失智的對象，而是應該將照顧體系，往前延伸至健康、亞健康老人的預防及延緩失能；往後延伸至居家安寧療護等服務。因此，如何建立符合在地老化目標的「全人照顧體系」，就成為長照服務體系中積極建構與追求的主要目標。

如長照2.0政策所揭示的，期望透過資源布建於網絡連結的過程，建立以社區為基礎的整體照顧模式，其中就需要仰賴在地區域內跨專業間的合作，包含：醫療照護服務體系、長期照顧服務體系、生活照顧服務體系等三大體系的串聯合作，才能夠建構起整合性的照顧服務架構與體系。

一、醫療照護服務體系

醫療照護服務體系主要關注在急性病患及出院需要照護之病人，為該體系主要照護的對象。此體系需要高度仰賴醫療護理人員的投入，不僅是各區域內的地區醫院、教學醫院，甚至連基層診所都是投入醫療照護服務體系的重要協力單位。我國在過去健康保險體系的發展下，醫療照護服務體系已經有完整的系統性建立。

二、長期照顧服務體系

長期照顧服務體系所關注的慢性病患、長期失能者的照顧，藉由在地長照組織提供居家式服務、社區式服務、機構式服務等三種不同的服務項目，根據被照顧者的需求擬定個別化的照顧計畫，並連結在地服務組織提供照顧服務。我國在長照1.0的基礎上，已逐步發展出各類型的服務項目，並於長照2.0的政策中，加深與加廣各項服務資源的建置。

三、生活照顧服務體系

生活照顧服務體系所關注的是健康、亞健康長輩的照顧服務，主要是透過在社區內建置各項長照服務據點及政策，協助社區長輩能夠透過各項課程的參與，預防及延緩其成為長期照顧服務的對象，提升社區長輩在地老化的生活品質。我國於生活照顧服務體系的建構上，於長照2.0政策推動後，才逐步開始於社區內建構相關資源。目前積極投入在生活照顧服務體系建立的區域，主要在南投縣的埔里鎮，由愚人之友基金會、埔里基督教醫院、國立暨南國際大學，所共同合作的「厚熊笑狗長照生活創新體系」，主要就是著眼於關注如何連結在地組織與資源，共同建立在地化的高齡生活照顧體系。

整合照顧的模式與架構

長期照顧服務體系
（慢性病患、長期失能者）

生活照顧服務體系
（健康、亞健康）

在地化的整體
照顧模式

醫療照顧服務體系
（急性病患、出院需照顧之病人）

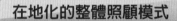

在地化的整體照顧模式

體系	生活照顧服務體系	醫療照顧服務體系	長期照顧服務體系
對象	社區民眾 健康老人 亞健康老人	急性病患 出院需照顧之病人	慢性病患 長期失能者
服務項目	生活支持 高齡教育 社區協力 社會倡議 社會企業	疾病治療 健康照護 健康管理	機構照顧 社區照顧 居家照顧

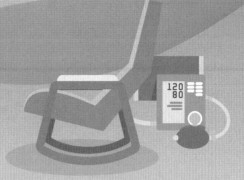

第 5 章

長期照顧的多元服務

● 章節體系架構 ▼

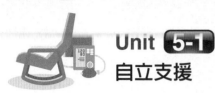

Unit 5-1
自立支援

過去在長照機構中，許多機構的照顧模式，都是將被照顧的老人用約束帶束縛在病床的床緣欄杆上，這也讓許多住在長照機構的長輩，逐漸喪失重回生活自理能力的可能性。主要是因為長照機構為了照顧方便的緣故，而採用約束的方式作為長輩的主要照顧方式，以減輕機構的照顧負擔。

「自立支援照顧模式」是日本的長照機構自1980年代起所倡議的照顧模式，希望透過「零約束」、「零尿布」、「零臥床」的概念，提升機構內長輩的照顧服務品質，讓原本臥床零自理能力的長輩，能夠運用此概念，逐漸改變其生理自理的狀態，恢復原本的生活自理能力。

一、自立支援的照顧重點

1.讓被照顧者做一些自己能做的事情。

2.與被照顧者或其他工作人員一起討論，檢視被照顧者還有能力做到的事情。

3.協助被照顧者達成目標，過自己想過的生活。

4.從照顧工作者與被照顧者的溝通之中，找到被照顧者的人生興趣、想法、目標，以提高被照顧者的生活品質。

二、自立支援秉持的原則

1.所有人都必須維持自己的健康，避免失能。

2.所有服務提供單位必須著重被照顧者的自立生活。

三、自立支援的照顧原則

1.預防得到腦中風和骨折。

2.被照顧者的長期臥床是人為所引起的問題，過度的臥床靜養，只會造成反效果。

3.復健要及早進行，才能有效提高成效。

4.從生活裡做復健。

5.新的一天始於換衣服，裝扮是一件重要的事情；用餐和睡覺的地方要分開，讓生活有節奏感。

6.不過度照顧、不過度離開視線，是照顧的基本原則。

7.從床上移位到輪椅。

8.裝設扶手、去除地面高低差，住的安心舒適，活用創意來改善環境。

9.從家庭、社區、社會裡發現生活中的喜悅。

10.積極訓練生活功能和使用日間照顧服務。

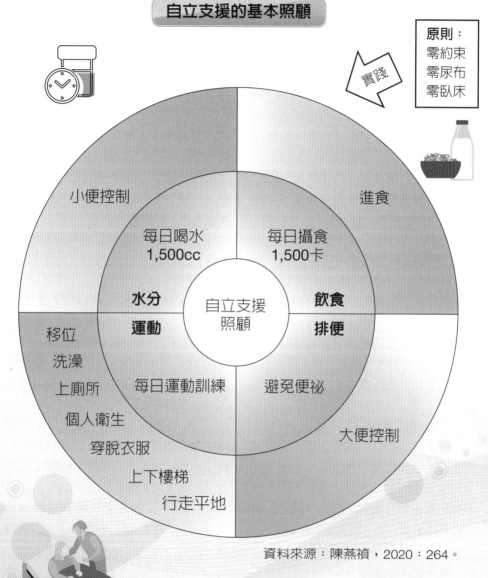

自立支援的基本照顧

原則：
零約束
零尿布
零臥床

實踐

小便控制

進食

每日喝水
1,500cc

每日攝食
1,500卡

水分

飲食

自立支援
照顧

運動

排便

移位
洗澡
上廁所

每日運動訓練

避免便祕

個人衛生

大便控制

穿脫衣服
上下樓梯
行走平地

資料來源：陳燕禎，2020：264。

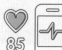
85

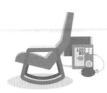

Unit **5-2**
失智症的介入服務

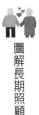

　　失智症對象的照顧，是長照2.0政策計畫中所新增的服務對象。於2016年開始，因應失智症的照顧，於長照2.0政策中也推出兩大政策，作為各區域失智症照顧的服務提供，包含：各區域的失智症共同照護中心、社區端的失智社區服務據點兩大政策，希望藉由兩大政策的推動，提供在地失智症患者及家屬，能夠得到充分的照顧服務。

一、失智症共同照護中心

　　經過各地方政府長期照顧管理中心、醫療院所、失智社區服務據點，或其他單位轉介疑似為失智症個案者，其相關資料給予失智症共同照顧中心，由中心個案管理師進行個案管理。

　　失智症共同照護中心主要的服務項目包含：

（一）個案服務

　　對未確立診斷之疑似個案，協助完成就醫診斷與醫療照護；陪伴照顧者於失智症者不同階段，提供所需要的長期照顧與醫療照護服務之諮詢、協調、轉介與追蹤服務；登入與更新服務進度。

（二）共同照護平臺服務

　　輔導據點，協助據點設立及提升服務量能；辦理失智照護人才培訓；社區失智識能之公共教育宣導。

二、失智社區服務據點

　　失智社區服務據點主要是在社區內提供服務，服務的對象包含：

　　（一）疑似失智症者：經相關評估工具（如MMSE、AD-8或SPMSQ等）評估，為疑似失智症惟尚未確診者。

　　（二）經診斷並載明臨床失智評估量表（CDR）值≧0.5分之極輕、輕度、中度或重度失智症者。

　　（三）經長期照顧管理中心及共照中心轉介之個案。

　　社區服務據點主要提供失智症個案照護，以及家庭照顧者支持之需求項目，如：「認知促進、緩和失智」、「安全看視」、「照顧者支持團體（輔導諮商）」、「照顧者照顧課程」。主要應至少包含以下服務項目：

　　（一）「認知促進、緩和失智」之課程：每週固定時段辦理，課程總時數不得少於「照顧者支持團體（輔導諮商）」及「照顧者照顧課程」之合計。

　　（二）「照顧者支持團體（輔導諮商）」或「照顧者照顧課程」（家屬課程）得擇一。

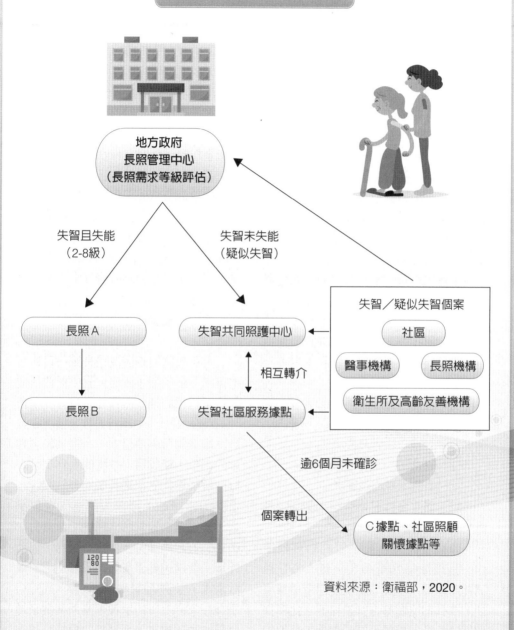

我國失智照顧架構示意圖

地方政府
長照管理中心
（長照需求等級評估）

失智且失能
（2-8級）

失智未失能
（疑似失智）

失智／疑似失智個案

社區

醫事機構　　　長照機構

衛生所及高齡友善機構

長照 A

失智共同照護中心

長照 B

失智社區服務據點

相互轉介

逾6個月未確診

個案轉出

C據點、社區照顧
關懷據點等

資料來源：衛福部，2020。

Unit 5-3
營養餐飲服務

　　長輩的營養餐飲服務是我國自2005年開辦社區照顧關懷據點以來，福利社區化的主要服務項目之一。有鑒於高齡者於社區中居住的比例快速增加，營養餐飲服務也逐漸成為區域性重要的高齡服務項目之一。2019年開始，在長照2.0政策的支持下，營養餐飲服務也由原本長期以來的一餐，增加為每日兩餐的送餐服務，原本以社區組織作為主要的送餐單位模式，也轉變為社區據點多以共餐模式為主，送餐到家的服務則改由區域內的NPO組織來協助提供服務，以滿足在地長輩的餐食服務的多元化需求。同時，在許多都會區域，為了滿足社區長輩的餐食服務需求，也有許多營利組織發展出非政府補助的餐食服務項目，提供社區長輩在餐食服務上有多元化的選擇。

　　現行在長照2.0政策中的營養餐飲服務，主要的服務對象為四大類，分別為：

一、65歲以上之失能老人。

二、55歲以上之失能原住民。

三、失能之身心障礙者。

四、僅工具性日常生活活動功能失能且獨居之老人。

　　營養餐飲服務於長照的給付標準中，是以每餐70元為主，每人每日最高補助兩餐，但民眾應依使用者付費原則，依長期照顧整合計畫核定之比率採取部分負擔。根據不同的對象，採取的補助標準也不同，分別為：

一、低收入戶、中低收入戶、長照低收：由政府全額補助。

二、長照中低收：由政府補助90%，民眾自行負擔10%。

三、不符合補助對象或超過政府補助上限者，則由民眾依各合約機構收費標準全額自行負擔。

　　營養餐飲的服務項目除了解決社區長輩的餐飲需求外，主要是希望透過送餐人員或志工，藉由送餐進入長輩的家中，協助觀察及發現長輩額外的照顧服務需求，再轉由相關服務單位協助解決，以避免長輩因為獨居家中，發生意外時，能夠在送餐的過程發現長輩問題，降低長輩獨居在家中可能發生意外的機會。

　　營養餐飲服務因為是長輩每日的基本需求，所以除了政府針對中低收及弱勢長輩提供的補助服務外，也有許多營利組織及NPO也陸續將餐飲營養服務發展為組織的服務項目之一，提供旅居外地的小孩，能夠透過這樣的服務項目，協助解決居住於家鄉長輩的餐飲問題。這類的組織如：銀色大門老人送餐平臺，透過結合營養師、在地小農食材、送餐關懷紀錄等整合性到府服務，協助外地子女透過此平臺照顧家鄉父母的餐飲需求，並透過線上社群軟體，回報給子女在家鄉父母的狀況，協助關懷家鄉父母的生活需求，而這樣的模式也成為社會企業發展的其中一種模式。

政府長照2.0營養餐飲服務

需求者

- 65歲以上之失能老人
- 55歲以上之失能原住民
- 失能之身心障礙者
- 僅工具性日常生活活動功能失能且獨居之老人

給付服務費用

- 低收入戶、中低收入戶、長照低收：由政府全額補助。
- 長照中低收：由政府補助90%，民眾自行負擔10%。
- 不符合補助對象或超過政府補助上限者，則由民眾依各合約機構收費標準全額自行負擔。

提供餐食服務
每餐70元
每人每日最高兩餐

長照2.0政策

服務提供者

- NPO組織
- 社區組織

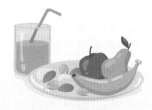

營利組織的餐飲服務

付費訂餐購買

| 高齡者 | ← | 服務單位 | ← | 高齡者家屬 |

線上服務回報

提供餐飲服務
結合：營養師配
餐、小農食材、
送餐關懷紀錄

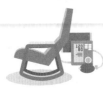

Unit 5-4
交通接送服務

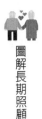

　　高齡社會下長輩的外出交通接送是政府服務的一大重點，尤其對於大眾交通運輸不便利的區域來說，許多長輩外出就醫、購物等生活所需的項目，都是需要仰賴交通接送服務，來協助長輩能夠方便外出。現行我國對於長輩的交通接送服務，主要可分為：復康巴士、長照交通車、文康休閒車、無障礙計程車等幾種不同類型的服務。

一、復康巴士

　　復康巴士是我國最早推出的政府交通接送服務，早在1989年時，因應身心障礙者外出的接送服務，有部分縣市政府推出「無障礙運輸服務計畫」，購置提供失能者服務的復康巴士，並提供交通接送服務。復康巴士主要的服務對象為身心障礙者、中度以上失能者及行動不便者的無障礙交通服務，只要領有身障手冊或是經由長照管理中心評定為第4級以上者，就可使用服務。復康巴士可以提供使用者，包含就醫、社會參與等各項服務。

二、長照交通車

　　長照交通車則是在長照2.0政策推出後，積極發展的服務項目之一，除了整合前述的無障礙交通接送服務外，長照交通車主要是在服務長照政策的服務對象，藉由交通車的服務推動，提升長照服務對象使用長照服務的機會。因此，長照交通車除了提供復康巴士的就醫、社會參與服務外，也作為各地區長照A、B、C據點服務使用上的交通接送服務，成為長照推動社區整體照顧模式的重要工具之一。

三、文康休閒車

　　文康休閒車則是在2006年，政府所推辦的「行動式」社區服務，透過文康休閒車進入社區的方式，結合民間團體定期定點辦理社區巡迴服務，除了透過此方式宣導各項政府的社會福利服務措施外，同時也提供健康諮詢服務、休閒文康育樂活動，讓長輩在家中的鄰近社區就能夠享受到文康休閒服務，提升社區老人的社會參與程度。

四、無障礙計程車

　　無障礙計程車是長照2.0政策推動後的新型態交通接送服務，主要是因為政府的長照交通車數量不足，但又要因應廣大的需求者數量。因此，政府連結各縣市的計程車隊，鼓勵計程車司機投入無障礙計程車的服務，讓計程車也能夠成為長照服務的一分子。

　　雖然政府積極開辦各項因應高齡社會的交通接送服務，但交通車的推動則是礙於城鄉差距的問題，往往也讓偏鄉

地區需要仰賴更多的社福單位投入，才能夠建置出交通車接送服務；而都會地區因為需求量足夠，所以許多計程車隊願意鼓勵車隊司機加入無障礙計程車行列，協助政府解決長照交通接送的需求。

此外，近年也有許多民間單位，積極倡議政府的長照交通車接送服務，應該要積極運用數位科技系統的管理方式，以有效利用長照交通車的效能，尤其在偏遠的山區，因為就醫接送路途遙遠耗時，如何透過數位科技系統，有效運用交通車的使用效率，並進一步思考鬆綁相關法規，讓偏遠地區的長照交通車，能夠運用在偏鄉的其他照顧議題上，以解決偏鄉地區長期以來的交通問題。

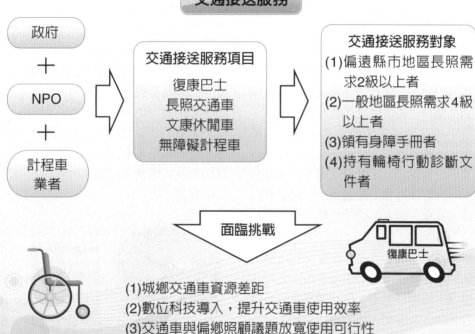

交通接送服務

政府 + NPO + 計程車業者

交通接送服務項目
復康巴士
長照交通車
文康休閒車
無障礙計程車

交通接送服務對象
(1)偏遠縣市地區長照需求2級以上者
(2)一般地區長照需求4級以上者
(3)領有身障手冊者
(4)持有輪椅行動診斷文件者

面臨挑戰

復康巴士

(1)城鄉交通車資源差距
(2)數位科技導入，提升交通車使用效率
(3)交通車與偏鄉照顧議題放寬使用可行性

長照交通車

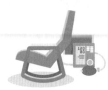

Unit **5-5**
到宅沐浴服務

　　長照的服務對象中，有許多是家中的長期臥床者，而這些因為失能後長期臥床的人，往往因為家中的主要照顧者體力上的限制，又或者因為居住的浴室環境限制，無法讓他們能夠定期沐浴，往往都僅能夠用擦澡的方式來解決身體清潔的問題。1977年日本的森山典明先生提出「到宅沐浴」的想法，並於1996年成立「Earth Support」，全力推展到宅沐浴的想法。

　　臺灣則是在嘉義中華聖母基金會的積極推動下，於2008年由日本引進到宅沐浴的理念，並且購置到宅沐浴車，成為全臺首個提供到宅沐浴服務的單位。到宅沐浴服務主要是結合護理及照顧專業，透過到宅沐浴車，進入失能者的家中，提供安全、舒適、尊重的沐浴服務。到宅沐浴車上配備有：加熱系統、儲水系統、排水系統、組裝式浴缸、移位工具等。

　　到宅沐浴車抵達案主家中後，會先由護理師進行個案的生理評估，包括：體溫、脈搏與血壓，確認個案當日是適合進行沐浴服務，隨後再由服務人員將個案移至浴缸上進行沐浴清潔。

　　臺灣因為有中華聖母基金會的積極推動，到宅沐浴服務也被納入《長期照顧服務法》的法令當中，衛福部也積極鼓勵各縣市的社福單位，購置到宅沐浴車，提供在地區域的家中長期臥床者，能夠有沐浴服務。

　　到宅沐浴服務的服務對象，主要有：
一、65歲以上老人
二、55-64歲之山地原住民
三、50歲以上失智者
四、領有身心障礙證明（手冊）者
　　到宅沐浴服務在衛福部的積極推動下，已連結各縣市的社福單位，補助社福單位購置到宅沐浴車，並將到宅沐浴服務列為長照給付之項目中，讓各社福單位能夠聘用專業人力，積極投入到宅沐浴服務，協助各地需求者解決在宅沐浴的難題。

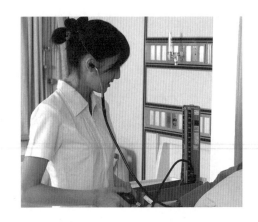

到宅沐浴服務

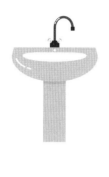

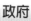

政府

$+$

NPO

↓

照服

$+$

護理

↓

到宅沐浴服務對象
(1)65歲以上老人
(2)55-64歲之山地原住民
(3)50歲以上失智者
(4)領有身心障礙證明（手冊）者

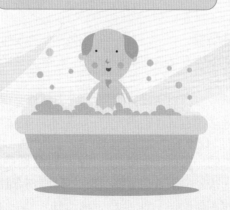

Unit 5-6
老人住宅服務

老人住宅在臺灣並不是一項嶄新的服務，早在1990年代開始，就陸續有老人公寓、老人住宅的服務推出，而最廣為大家所熟知的就是長庚的養生村。因為高齡人口的持續成長，老人住宅的議題逐漸被各界關注，除了原本傳統型態的集合式住宅外，究竟老人住宅應該要如何設計，才能夠滿足使用者的需求，成為各界所追求的重要課題。

老人住宅不同於一般的長期照顧機構，主要的服務對象是健康、亞健康的老人，針對一些生活自理能力還很好的長輩，提供住宿與相關的服務，讓他們能夠在群居的生活環境下度過退休後的日子。因為高齡者的住宅需求逐漸出現，老人住宅的居住模式也被提出討論。目前在我國所盛行的老人住宅規劃模式，則是有：青銀共居、通用設計概念、附服務高齡者住宅等型態，甚至有些老人住宅的型態是融合了前述兩個或三個概念設計而成。

一、青銀共居居住型態

青銀共居的住宅型態近年時常被提起，主要是因為現行都會地區因為房價過高，許多青年族群成家後無法購置住宅，政府透過興建大批集合式住宅的方式，提供青年族群以較便宜的租金，或是較符合市價的金額，提供住宅單元給青年族群。同時，因為高齡者也同樣有居住需求，部分這類型的住宅也同時提供給高齡者居住使用，而成為青銀共居的居住型態。青銀共居的住宅型態，除了提供硬體的居住空間外，同時也會透過物業管理公司的進駐，協助規劃青年、高齡者族群生活所需的服務項目，除了提供住宅本體外，同時也提供軟體服務，以解決居住族群的生活服務需求。

二、通用設計的住宅設計概念

通用設計則是無障礙居住環境設計所延伸的住宅設計模式，主要是希望讓身心障礙者能夠融入一般人的生活環境中。通用設計同樣也是運用包容性設計的概念，其主要關注的設計原則包含：

1. 公平使用：任何人都可安心使用。
2. 彈性使用：依據個人能力、喜好選擇使用方法。
3. 簡單易懂：憑直覺就能夠使用。
4. 提供資訊：考慮個人不同的感官能力，提供正確、易懂的使用資訊。
5. 容許錯誤：容許操作錯誤，不會因為操作錯誤而引起危險或損壞。
6. 減少身體負擔：可以極小力量來操作，減少身體使用上的負擔。
7. 適當之可及性及操作空間：提供容易到達之途徑及足夠之操作空間。

三、附服務高齡者住宅

附服務高齡者住宅是從日本引進的老人住宅概念，其主要的概念在於老

人住宅的居住單元不僅只有住宅硬體本身，還需要結合跨領域的專業，組成住宅的經營團隊，提供跨專業與跨領域的住宅服務，所以附服務高齡者住宅並非照顧產業的專業人員可以單獨完成。附服務高齡者住宅主要會提供入住者的生活支援及餐飲服務，也就是一般老人住宅中常見的服務外，也會提供在宅照護服務，以及居家醫療、居家護理等照顧服務項目。

老人住宅的服務型態

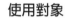

使用對象
健康老人
亞健康老人

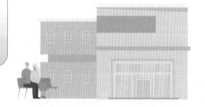

硬體
住宅單元

老人住宅
設計原則
青銀共居
通用設計
附服務宅

軟體
使用者服務需求

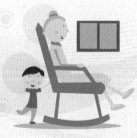

跨專業、跨領域的團隊服務

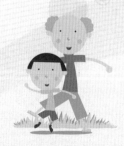

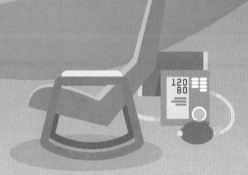

第 **6** 章

長期照顧的經營管理

Unit **6-1**
照顧管理

照顧管理（care management）是當代長期照顧服務中最重要的概念之一，主要是將個案管理（case management）的方法，運用在「長照服務輸送體系的設計（delivery system design）」中，主要的目的是希望提供即時、整合且有效率的服務內容。

個案管理的概念早在第一次世界大戰後，被運用在精神個案出院後的社區服務中，並在1980年代被廣泛運用在健康照顧的領域中，其主要概念是由專業服務提供者主導，提供服務使用者協調性、整合性的服務管理模式。發展到現行的照顧管理模式中，主要是由專業服務提供者，提供整合性的照顧服務計畫，以解決被照顧者的服務需求，並期待照顧者、被照顧者、服務提供者，都能夠共同參與照顧決策的選擇，以及服務輸送的管理模式。

照顧管理源自於美國的個案管理概念，主要是因為服務體系功能不佳，在1970年引進英國後，為避免此一名詞被誤解為「服務使用者是要被管理的個案」，開始使用「照顧管理」的名詞。英國衛生部在1991年，將照顧管理定位為提供使用者所需要之合適服務的過程，因此，照顧管理需要符合幾項原則：

一、訊息透明公開：讓大眾知道服務及如何使用。

二、決定評估層級：區辨個案適合使用的級別。

三、進行需求評估：與被照顧者及照顧者進行需求評估。

四、擬定照顧計畫：針對個案的級別，擬定符合需求的服務計畫。

五、執行照顧計畫：針對擬定之照顧計畫，媒合資源提供服務。

六、監測與評值：確保服務計畫的品質與持續性。

七、定期檢視：定期檢視服務使用者成效，並針對需求進行服務計畫調整。

臺灣在2000年後，將照顧管理的概念廣泛的運用在健康照顧的領域中，個案管理師的角色在健康照顧領域中開始出現，2005年更因為健保局推動診療品質認證，各大醫院紛紛成立個案管理師，以協助診療品質業務之推動。長期照顧因為涉及服務的提供與輸送，也讓個案管理的概念在長照服務中被加以運用。2007年長照1.0政策推動後，各縣市設置長期照顧管理中心，就是在照顧管理的概念下運作，並由中央統一辦理照顧管理人員教育訓練計畫，以培訓長照領域的照顧管理人員。

長期照顧的照顧管理與一般急性醫療有所差異，主要的差異在於：

一、長期照顧須管理的時間較急性醫療長，且涵蓋的服務內容與層級有不同的複雜性與變化性。

二、長期照顧個案管理的對象，包含功能障礙者及其家庭使用者，需同時

評估功能障礙者的需求，以及其家庭的照顧意願、能力與困境。

　　三、長期照顧的管理對象主要為老人及身心障礙者，所需要的服務資源較為多元、複雜、跨專業，連結各項資源成為長照的照顧管理重點。

　　長期照顧的照顧管理在超過10年的發展下，已逐漸成熟，並成為我國長期照顧服務的主要服務模式。長照的照顧管理中，主要有幾個核心概念與流程，分別為：個案需求級別評定、個案及其照顧者需求評估、擬定照顧計畫、執行照顧計畫、追蹤與品質監控等幾個重要程序。在長照2.0的政策推動後，照顧管理也分為不同的單位來提供服務，個案需求級別評定主要由各縣市長照管理中心負責，而其他部分則是由各縣市的A單位來協助進行。

長期照顧的照顧管理流程

個案提出申請

長照管理中心照管專員進行訪視及評估

核定個案照顧級別、額度，擬定照顧計畫（建議版本）

A單位確認照顧計畫、安排照顧服務

連結資源引進照顧服務

A單位定期追蹤

照管中心追蹤個案狀況、監控A單位管理品質

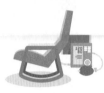

Unit 6-2
人力資源管理

圖解長期照顧

人力資源管理是每一個組織都需要面臨的重要課題之一，透過人力資源管理的過程，可讓促進組織的人力資源規劃，以及工作人員有較高的工作績效表現，通常人力資源管理會包含：任用、薪資與福利、訓練與發展、員工關係等幾個面向。而長期照顧的領域中，因為涉及到跨專業團隊的組成，通常有：護理師、照顧服務員、社會工作師、物理治療師、職能治療師、藥師、營養師等幾種專業，其中又以護理師、照顧服務員、社會工作師三種專業是長照領域中各項服務類型最常見的人力資源。

因為《長期照顧服務法》及各項長照機構的設置標準中，都明確規範各類型的長照服務所需要的專業人力種類與數量，這也讓長照機構在設置，或是各項長照服務方案提供時，因為需要符合政府相關法令之規範，讓長照機構必須聘請符合規範數量的專業人力，這些機構組織才能夠提供相對應的服務內容。而機構為控制人力成本，在多數的服務中，僅有照顧服務員、護理師、社工師為專任居多，其餘像是物理治療師、職能治療師、藥師、營養師則會採用特約的兼任服務模式。

衛福部在 2012 年起，為有效確保長照服務人員的服務品質與人員素質，規劃長照專業人力培訓課程，並將課程分為 Level 1 - Level 3，課程內容分別為：Level 1 的長照基本知能共同課程、Level 2 的專業照顧能力課程、Level 3 的跨專業整合性課程。同時，衛福部也於 2013 年起，將各縣市長期照顧管理中心的照

管專員訓練，同樣分為前述三類等級。各個長照機構內從事長照專業服務的人員，都需要接受前述的長照專業人力培訓課程，這也讓許多長照服務組織，在人員的教育訓練上有所遵循，可藉由政府所規範的相關課程，來提升自己組織內專業服務人力的品質。

在員工關係部分，因長照服務團隊由多專業的員工所組成，每個專業的養成訓練背景不同，如何經營團隊也成為長照組織所需面臨的挑戰。而過去在健康照顧領域中，面對跨專業團隊間的合作與溝通，都會透過「個案研討」的方式，於團隊內部定期舉行個案研討會議，透過個案管理的研討過程，讓組織內部不同專業間能夠相互了解其各自專業，面對個案的問題時能夠有怎樣的服務策略，藉此讓團隊內的不同專業，能夠相互溝通整合，形成良好的溝通合作關係。

面對快速成長的高齡人口，政府透過更多元的服務及建立給付制度，來提升與建立更多的照顧服務資源，而照顧服務資源也仰賴專業服務人力的投入，各個長照組織如何培養、留任自己組織的專業服務人力，並建立好的福利制度，也成為長照服務資源能否順利成長，以及資源服務品質能否提升的重要關鍵。加上長照服務設計跨專業團隊合作與溝通協調，如何建立良好的組織文化，以及組織內部專業間相互合作的良好關係，也是長照組織經營管理的重要課題之一。

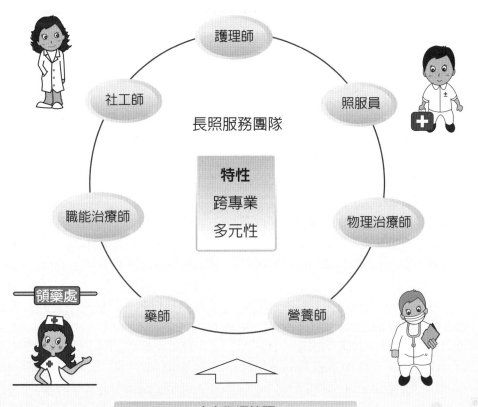

長期照顧的人力資源管理

護理師

社工師

長照服務團隊

照服員

特性
跨專業
多元性

職能治療師

物理治療師

領藥處

藥師

營養師

人力資源管理

任用	薪資福利	教育訓練	員工關係
依據各項法規、服務方案之規定聘任各項專業人力	依據各項方案給予最低薪資福利保障	依據衛福部長照專業人力培訓課程，進行三階段訓練	透過個案研討建立跨專業間的溝通合作管道

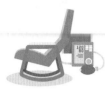

Unit **6-3**
品質管理

　　現行我國運用在長期照顧品質管理上的主要工具為「PDCA」，並從機構式的服務品質管理，逐漸擴展延伸到社區式的服務品質管理，透過PDCA工具，針對六大指標：約束、跌倒、壓瘡、營養（體重）、再住院率與感染等，進行品質管理的實踐，此六大指標主要是2001年，財團法人醫院評鑑暨醫療品質策進會（Taiwan Joint Commission on Hospital Accreditation）於臺灣醫療品質指標計畫中所提出。護理學界再運用PDCA的品質管理方法，結合前述六大指標，發展出長期照顧的品質管理方法。

　　PDCA主要是由美國著名的管理學家戴明（Deming）所提出，主要由四個概念所構成：P－計畫（Plan）、D－執行（Do）、C－查核（Check）、A－行動（Act），各個概念分別敘述如下：

一、P－計畫（Plan）

　　執行前有周延的規劃，並將各項行動制定出標準作業程序、負責單位及檢驗方式等。

二、D－執行（Do）

　　根據先前制定的規劃，準確地執行各項工作。

三、C－查核（Check）

　　在執行過程必須隨時檢查達成率，若發現計畫與執行產生落差時，需要隨時提出改善辦法。

四、A－行動（Act）

　　針對第三個查核步驟所提及的改善之道，重新修正做法，正確執行矯正措施。

　　PDCA是一個持續循環的動態過程，只要持續執行這個循環，每一個組織都能夠從錯誤中學習，持續在行動中發現錯誤並學習成長，透過這個過程，能夠讓組織體驗到前所未見的巨大效益。

　　PDCA運用在長照的六大指標中，主要是透過此品質管理方法，分別於約束、跌倒、壓瘡、營養（體重）、再住院率與感染等面向，分別建立品質管理計畫，建立各個組織對於被照顧者六大面向的照顧計畫，以預防被照顧者因為各項因素而導致照顧品質下降。

　　另外，在長期照顧品質管理的實際工具運用上，還有全面品質管理（TQM）、ISO品質管制系統的ISO 9002等工具。但近年在討論長照個案品質管理時，則是以護理學界運用PDCA於六大指標中較為常見。

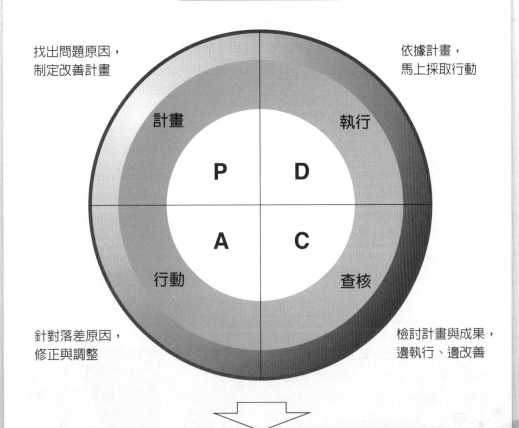

長期照顧的品質管理

找出問題原因，
制定改善計畫

計畫 P

依據計畫，
馬上採取行動

執行 D

行動 A

查核 C

針對落差原因，
修正與調整

檢討計畫與成果，
邊執行、邊改善

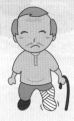

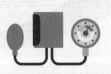

運用於長期照顧的六大指標
約束、跌倒、壓瘡、營養（體重）、再住院率與感染

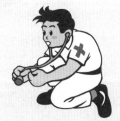

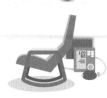

Unit 6-4
資訊系統管理

　　長期照顧服務因為擁有多元化、個別化、跨專業的服務特性，讓長期照顧必須要整合與監控多項數據指標，方能夠提升整體照顧服務品質。對於從事長照服務的單位組織來說，內外部的資訊系統化都是刻不容緩的事情，在進入資訊社會後，如何透過資訊系統的整合運用，來提升整體服務的效率，就是一件長期照顧未來發展的重要課題。

　　以政府部門的長期照顧服務資訊系統來說，因為服務分屬社政與衛政兩項專業，且在長照 1.0 時代，社政與衛政兩單位就分別針對其各自的專業服務，已經發展出不同的服務資訊系統，如：社政的「照顧服務管理資訊平臺」、「長期照護資訊網」、「照顧服務人力資料庫」；衛政的「醫事管理系統」、「護理之家個案管理」等系統，單單就長照 2.0 政策中所揭示的，要發展出一套長期照顧的「整合與發展資訊系統」就是一項很大的挑戰，必須整合過去至少五個資訊系統，統一進入單一個系統確實不是一件容易的事情。

　　回到長照組織內部，除了有政府長照給付的各項系統需要應付外，針對組織內部提供服務時，則是需要兼顧組織內部的服務品質與效率。在資訊系統的管理上，需要包含：個案管理系統、行政管理系統、護理專業管理系統、共同專業管理系統等面向，而各項系統因為

牽涉政府長照給付問題，所以組織內部的各項系統，要如何與政府的各項申請給付系統相銜接，都成為各個長照組織近年面臨的重要課題。

　　因此，面對長照服務的複雜與多元性，需要借鏡過去企業在工廠管理的 ERP 系統（企業資源規劃系統），將長照複雜的服務內容與內部管理的各個面向，都能夠整合進入單一一套 ERP 系統中，並將系統內的資料與政府各項申請給付的系統進行串接，藉以協助長照組織提升整體行政效率，降低專業人力需要花費大量時間在行政核銷與管理的事務上，達到資訊系統運用於長期照顧領域上的效能與優勢。

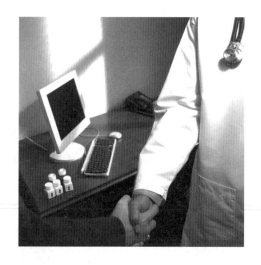

長期照顧的資訊管理系統

社政資訊系統
照顧服務管理資訊平臺
長期照護資訊網
照顧服務人力資料庫

衛政資訊系統
醫事管理系統
護理之家個案管理

長期照顧整合與發展資訊系統

內外部系統串接

長照服務組織

內部資訊管理系統

| 個案管理系統 | 行政管理系統 | 護理專業管理系統 | 共同專業管理系統 |

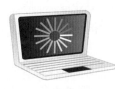

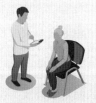

Unit 6-5
財務管理機制

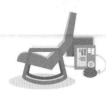

　　長期照顧機構在2018年正式立法核准社團法人成立長照機構後，長照機構的相關財務管理機制，就需要受到政府法令的規範與限制，其中最重要的部分就是財務管理的部分。因為法人化後的長照機構，會相對於自然人設立方式，更強調公共管理，透過資訊透明、程序完備，進行被照顧者的權益保障。衛福部於2019年正式訂定《長期照顧服務機構法人財務報告編製準則》，作為長照機構法人條例的補充規範，規範社團法人長照機構的財務狀況。

　　長照機構法人需要依據前述衛福部的法令，建立機構的會計制度，且會計制度需要包含：總說明、帳簿組織系統圖、會計項目、會計憑證、會計帳簿、財務報表、會計事務處理程序、財務及出納作業程序等項目。且需要製作財務報告，報告內容需含括：財務報表（資產負債表、綜合損益表、淨值變動表、現金流動表、附註或附表）、重要會計項目明細表、其他有助於使用人決策之揭露事項及說明等內容。

　　財務報告的不同報表，衛福部也都明確規範各項報表所需要呈現之內容。

　　財務報表需要揭露之項目，包含：

1.組織沿革及業務範圍。

2.聲明依本條例、本準則、相關法令及一般公認會計原則編製。

3.衡量基礎及其他重大會計政策。

4.會計政策變更之理由及影響。

5.受法令、契約或其他約束限制者，應註明其限制、時效及有關事項。

6.資產與負債區分為流動、非流動之分類標準。

7.重大或有負債及未認列之合約承諾。

8.結餘分配所受之限制。

9.淨值之變動及重大事項。

10.對其他事業之主要投資。

11.與關係人之重大交易事項。

12.重大災害之損失。

13.捐贈之對象、目的、金額、必要性與當年捐贈累計額度達中央主管機關公告之一定數額或比率，以及報經核准之文號。

14.長照機構財團法人提撥辦理研究發展、長照宣導教育、社會福利、員工薪資待遇及人才培訓之金額與支用情形；長照機構社團法人提撥辦理研究發展、人才培訓、長照宣導教育及社會福利之金額與支用情形。

15.重大之期後事項。

16.重要訴訟案件之進行或終結。

17.設立機構之財務資訊。

18.重要組織之調整及管理制度之重大改革。

19.政府法令變更所生之重大影響。

20.其他為避免誤解或有助於財務報表之允當表達所必要說明之事項。

長期照顧的財務管理

財務管理機制

會計制度項目

- 總說明
- 帳簿組織系統圖
- 會計項目
- 會計憑證
- 會計帳簿
- 財務報表
- 會計事務處理程序
- 財務及出納作業程序

財務報告內容

- 財務報表（資產負債表、綜合損益表、淨值變動表、現金流動表、附註或附表）
- 重要會計項目明細表
- 其他有助於使用人決策之揭露事項及說明

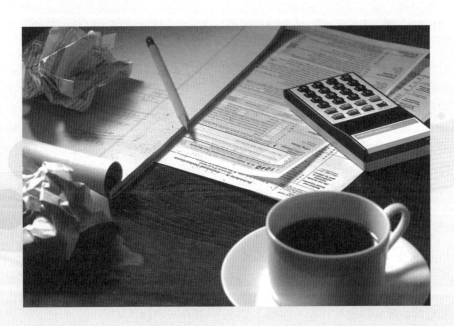

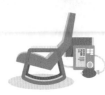

Unit 6-6
資源網絡管理

　　長期照顧的服務計畫擬定過程中，除了政府的正式資源外，有時候可能會涉及到非正式資源的使用，藉以完善個案的照顧計畫。對於專業團隊來說，如何做好服務資源管理與運用，就成為照顧管理過程中，所需要優先準備的重點項目。同時，專業團隊不僅要對於政府的正式資源有充分瞭解外，也要對於在地的非正式資源能夠有所掌握，如此才能夠連結在地資源，發展最適合個案的照顧計畫。

　　資源不僅是有形資源，無形資源也是資源的一種，只要是社會上一切可資運用，並且有助於完成社會服務目標的一切力量，都可以被專業團隊視為可以使用的資源。因此，可以簡約地將資源區分為有形資源和無形資源兩種，前者包含：人力、物力與財力；後者是一種知識力量，先由觀念到認知，再由認知到行動，然後產生意識的動力，其中揉合了信仰的追求、成員的共識、社團的號召和政府的獎勵等，最後形成一種犧牲奉獻的行動，願為服務人群而效力，像是志工就是一種無形資源的力量。

　　資源對於專業服務團隊來說，就是一種網絡的概念，因此常會以「資源網絡」來稱之。把各種社會資源，通過各種關係的接點，一組一組的關聯起來，並且具有社會連帶關係，使行動者之間直接或間接關聯在一起，在個人間或組織間形成一系列網狀的關係聯繫。所以資源不僅是協助專業服務團隊解決個案的問題外，資源與團隊及資源相互之間是一種有機的連帶關係，相互串在一起，會形成每個區域特有的在地資源網絡，能夠用來解決在地個案的服務需求。

　　資源網絡的開發、運用與管理，就會牽涉到若干面向的議題：

　　（一）**資源的開發：**問題或需求進行評估、檢視或盤點相關資源、組織資源的積蓄、依迫切性設定優先次序、適時做必要的開發與補充。

　　（二）**資源網絡的建構：**由主導單位設置資源網絡、從部門的內部整合到外部整合、網絡資源的盤點與穩定性的確立、網絡建構之願景與目的的釐清、網絡成員間的夥伴關係的營造。

　　（三）**資源網絡的維繫：**網絡成員是參與者（主角）而非搭配者（配角）、網絡成員間非正式關係的重要性並不亞於正式關係、增進網絡合作實質績效的可見度、不斷檢視網絡目標的達成度。

　　（四）**資源網絡的運用關鍵：**以互相關心為基礎、接納彼此的意見為基石、以平等心對待為基礎、以成果上的分享為基礎。

　　（五）**資源運用的準則：**在地化、個別化、具體化、人性化、普及化、資訊化、持續化。

資源網絡管理

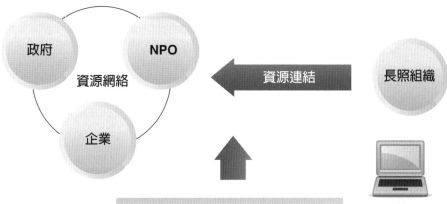

政府　NPO　企業
資源網絡

資源連結 ← 長照組織

資源網絡的管理、維繫與運用

資源開發
- 問題或需求進行評估
- 檢視或盤點相關資源
- 組織資源的積蓄
- 依迫切性設定優先次序
- 適時做必要的開發與補充

資源網絡建構
- 由主導單位設置資源網絡
- 從部門的內部整合到外部整合
- 網絡資源的盤點與穩定性的確立
- 網絡建構之願景與目的的釐清
- 網絡成員間的夥伴關係的營造

資源網絡維繫
- 網絡成員是參與者（主角）而非搭配者（配角）
- 網絡成員間非正式關係的重要性並不亞於正式關係
- 增進網絡合作實質績效的可見度
- 不斷檢視網絡目標的達成度

資源運用準則
- 在地化
- 個別化
- 具體化
- 人性化
- 普及化
- 資訊化
- 持續化

資源網絡運用關鍵
- 以互相關心為基礎
- 接納彼此的意見為基石
- 以平等心對待為基礎
- 以成果上的分享為基礎

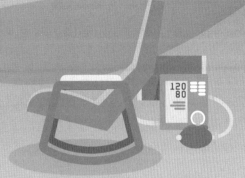

第 **7** 章

長期照顧的創新整合

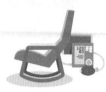

Unit 7-1
長期照顧的創新轉型

086

2016年長照2.0政策推動後，因為高齡社會議題逐漸受到社會各領域的關注，而產生許多驅力，驅使長照服務逐漸走向創新轉型的方向。而這些驅力可大致歸結為：

一、長照納入預防及延緩失能的服務

2016年長照2.0政策推動後，希望透過建立各地區的「社區整體照顧模式」，完善臺灣在地化的長照資源。長照服務也從過去以失能為主要的照顧對象，向前延伸到健康、亞健康的照顧對象，將整體的服務往前延伸到預防及延緩失能的服務項目上，並將預防及延緩失能的照顧資源建置在社區端，藉此提供社區內健康、亞健康老人照顧服務，延緩其進入失能需要被照顧的狀態。

二、長照服務模式的轉變

長照政策目標對象與服務項目的擴大，也讓長照服務的提供需要仰賴更多元的組織共同參與其中。過去在長照1.0時代，服務都是由長照服務單位直接進入個案家中提供服務；但在長照2.0時代後，長照服務單位不僅需要直接進入個案家中提供服務，甚至要開始與區域內的各式長照服務組織與單位，形成跨領域間的相互合作關係，其中改變最大的就在於需要開始與社區組織進行合作，這完全是在過去長照1.0時代所沒有遇過的型態，也讓長照2.0政策下的服務組織，需要重新調整服務提供與資源連結的方式。

三、服務提供組織的多元化發展

同時因為高齡社會的人口驅力下，因應高齡需求而產生的服務組織越來越多，提供的服務項目也越來越多元，不僅是提供照顧服務的產業，透過產業化的創新轉型，提升照顧服務人力的薪資福利，同時也導入數位科技的運用，讓整體長照產業走向更加多元、豐富的服務樣態。許多非營利組織也因應此一趨勢，逐漸調整組織過去的服務模式，希望能夠發展更多創新服務內容，以滿足在地的照顧需求，而不要被長照2.0的十七項服務項目所侷限。

四、國際高齡議題創新發展的影響

全球因應高齡社會浪潮，許多已開發國家為了因應國家人口老化的問題，無不推動許多創新的照顧政策模式，如共生社區照顧模式、地方創生政策，希望透過政府政策引導，吸引更多在地組織連結在地資源，來解決在地的高齡照顧議題。在這樣的政策發展脈絡下，社會創新的概念在不少國家中發展，也讓高齡照顧的領域中，發展出許多具有創意的服務模式，而這樣的發展浪潮，也在臺灣開始發酵。近年許多以解決高齡問題為出發的社會企業，就是跟隨已開發國家的解決社會問題模式，嘗試以社會創新的方式來提出高齡社會需求的服務解方。

長照服務的創新轉型

長照1.0的照顧服務模式

| 長照專業服務
組織 | 服務提供 ➝ | 被照顧者
被照顧者家屬 |

創新
轉型

影響因素
1. 長照納入預防及延緩失能的服務
2. 長照服務模式轉變
3. 服務提供組織的多元發展
4. 國際高齡議題創新發展影響

長照2.0的照顧服務模式

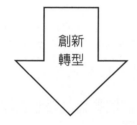

長照專業服務
組織

社區組織

企業

合作社

社會企業

服務提供 ➝

被照顧者
被照顧者家屬

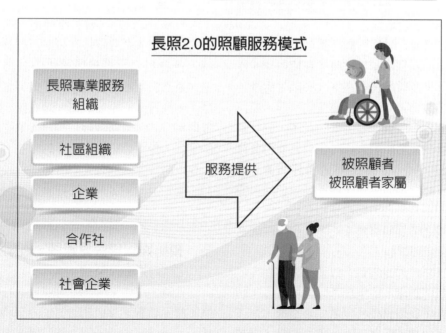

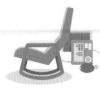

Unit 7-2
高齡社會的整合照顧模式

高齡社會的趨勢下，高齡人口的照顧議題，不僅是關注在醫療照顧與長期照顧資源上，同時，如何關注高齡人口於社區生活中的「生活照顧議題」，也成為未來高齡社會趨勢下的重要關鍵課題。醫療照顧體系在健康保險制度的推動下，全臺各地的醫療照顧資源布建得相當完善，縱使在偏鄉離島地區，也有基層醫療資源的分布，讓各地民眾有醫療需求時，不至於完全無醫療資源能夠使用。長期照顧資源則是在2008年長照1.0政策推動下開始，全臺各地也陸續有長照資源的出現，雖然現行在許多偏鄉離島地區，長照資源仍舊不足，但在政府政策資源的投注下，未來幾年長照資源也將遍地開花。

然而，醫療照顧與長期照顧都是在民眾面臨到照顧需求時才會使用到的資源，但多數的民眾在進入高齡生活後，大多數仍是健康、亞健康的狀態，如何針對這群健康、亞健康的民眾，於社區內發展生活照顧服務，也成為能否實踐「在地老化」政策目標的重要關鍵。此外，社區中的生活照顧服務，如何與醫療照顧及長期照顧服務相互跨界整合，也成為各個服務體系能否產生跨域間合作的重要課題。

在前述的趨勢，以及未來高齡人口比例逐漸增多的情形下，建構在地化的整合照顧服務模式，就成為臺灣未來因應高齡議題所需思考的重要關鍵。這其中所需思考的服務整合議題，包含：

一、失能者的醫療與長照的服務串接

生理疾病接受醫療照護完成急性治療後，如果病患無法有生活自理能力，就需要進入長期照顧體系接受服務，長照2.0政策中積極建置「出院準備服務」，希望能夠提供長照需求者，在出院後能夠銜接長照服務。而現行出院準備服務多是以醫院個管師擔任主要服務評估角色，個管師能否充分掌握區域內的照顧資源連結，就成為服務能否順利銜接的重要關鍵。

二、以被照顧者為核心的照顧服務計畫

「一條龍」的照顧服務計畫，主要指的是長照A個管單位在擬定照顧計畫時，多會以自己機構所提供的服務為主，來為被照顧者擬定照顧計畫，也就是「一條龍」的服務計畫。而這樣的計畫擬定方式，最常被批評的是A單位的個管師，是否忽略被照顧者的權益，而是改以組織自身利益來思考照顧計畫，無法提供被照顧者最佳的照顧計畫，也忽略區域內照顧服務整合的必要性。

三、預防照顧與醫療照顧、長期照顧服務間的整合

長照2.0政策推動後，積極透過社區端的據點建置，建構預防照顧的服務模式，並透過預防及延緩失能照護方案的推動，將預防照顧服務資源帶入社區場

域中，協助社區提供預防照顧的服務。然而，雖然都同屬在長照2.0政策下，但預防照顧的相關服務，與醫療照顧、長期照顧體系並無實質串聯，也形成長照服務體系中，跨專業間無法整合的問題，雖然有政策服務進入，但服務間無法串接起最佳的政策成效。

四、跨專業團隊間的服務整合

長照服務涉及到許多不同專業的服務，包含醫療、護理、社工、照服、物治、職治、樂齡、公衛等專業，但在整體的照顧體系中，雖然有許多跨專業共同投入服務，但是跨專業間的整合機制始終尚未建構。這也導致在一個鄉鎮市區內，雖然有許多服務團隊，但是跨專業的整合機制並無發展，也讓區域內的服務成效無法產生整合後的綜效。

因此，面對高齡服務體系中的跨專業整合問題時，如何在一個鄉鎮市區內發展整合照顧模式，充分串接醫療、長照、生活照顧的各項服務模式，就成為能否實踐在地老化政策目標的關鍵。從南投縣埔里鎮自2017年以來，推動區域服務整合的經驗來看，跨專業團隊間的整合需要透過不同的治理工具來實踐，包含：跨專業團隊的共學機制、跨組織的個案研討、區域治理平臺的建立、資訊系統的建置等工具，才能夠有效建構區域的整合照顧服務模式。

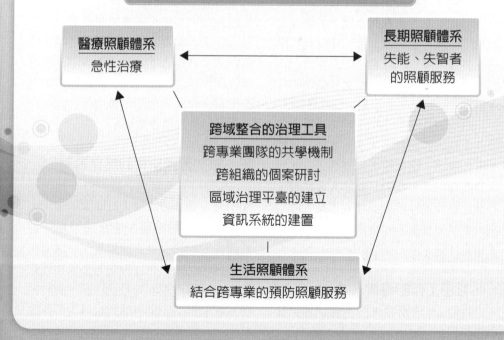

以區域為範圍的高齡社會整合照顧模式

醫療照顧體系
急性治療

長期照顧體系
失能、失智者
的照顧服務

跨域整合的治理工具
跨專業團隊的共學機制
跨組織的個案研討
區域治理平臺的建立
資訊系統的建置

生活照顧體系
結合跨專業的預防照顧服務

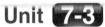

Unit 7-3
高齡照顧的人才培育機制

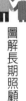

圖解長期照顧

090

　　長照體系中主要涉及到的專業人才領域，約略有：醫療、護理、社工、照服、物治、職治、樂齡等專業，其中醫療、護理、社工、物治、職治、公衛是屬於專業教育，需要取得相關學歷才能夠從事相關專業服務。而照服、樂齡的專業則是較為特別，是透過社會教育的方式，也就是由相關主辦訓練的機構，開辦課程提供有興趣之民眾參與，完成訓練取得證照或認證後，就能夠投入照顧服務，與前述幾個專業教育是需要擁有大專相關系所，取得專業的學歷證明，是分屬不同的培育機制。

　　此外，投入到長照服務領域後，除了原本的基礎專業能力外，長照服務領域中則是有規範相關服務年資，以及需要經過繼續教育訓練的課程，累積年資或是累積一定教育積分後，才能夠進階擔任督導、個管師等進階的長照管理工作。長照領域中對於照顧服務區塊的人才培育，已有一定的規範及培訓機制。

　　然而，當長照 2.0 政策開始投入資源進入預防照顧體系，加上高齡社會的多元化需求，驅使更多跨專業的人才投入高齡領域後，高齡照顧的人才培育，不僅是需要過往照顧服務的專業人才培訓，並且需要進一步發展更多元化的人才培育機制，說明如下：

一、社區工作的專業人才

　　長照 2.0 政策投入許多資源進到社區中，希望於社區場域建立預防及延緩失能的相關服務。然而，社區多是由民眾以志願性質成立發展協會，再由協會承辦各項政策方案，但民眾多數對於社區工作、照顧服務、高齡議題並不熟悉，如何帶領社區建置預防照顧的相關服務，並無過去的專業基礎，這也讓許多社區工作者對於辦理相關服務感到卻步。因此，在人才的培育機制上，需要進一步針對社區工作者進行相關知能的專業培訓。

二、跨領域合作的專業人才

　　誠如前面所述，長照領域中涉及到多元專業的團隊，尤其在同一個服務場域中，除了組織內部的跨專業合作外，更涉及到與其他不同專業組織間，以及社區組織的相互合作。如何建立體系間的跨專業合作人才，就成為各個不同專業團隊間能否相互合作、溝通協調的重要關鍵，也是各項不同專業服務能夠順利串聯整合的重要關鍵。

三、預防照顧師資的培養機制

　　長照 2.0 政策推動後，許多預防照顧的課程開始陸續進入社區中辦理，尤其在巷弄長照站及失智社區據點快速布建後，相關據點的師資養成、師資來源、課程品質、課程規範等都無相關規範，這也導致辦理的社區組織，對於相關課程老師的安排與師資找尋上都面臨

挑戰。政策目標上積極期待在社區端能夠建構預防照顧的體系，但對於預防照顧體系中，各類課程的品質及師資人才的培訓上，未來也是需要積極著墨發展的重點之一。

四、高齡產業化發展的人才

高齡社會下許多產業都積極投入高齡議題中，希望針對高齡議題下的需求，發展各項產業創新的可能性。此外，長照服務組織因為長照走向給付制後，也積極期待組織能夠發展產業化的方向。然而，在高齡議題產業化的過程中，多數都是長照相關專業的人才在投入，而這些專業過去並無產業經營管理的相關訓練，是否有足夠能力協助組織走向產業化，是一大挑戰。其次，產業界所培訓的人才，則是較多關注在一般企業經營管理的面向，但高齡議題牽涉到服務對象為人及部分社會福利的議題，不是完全的市場化概念，是否適合以全然市場化的背景來推動產業化，是另一大挑戰。

因此，對於高齡社會議題的產業化，或許是未來因應高齡社會現象的重要方向之一，但對於過往專業體系全然沒有碰觸的議題，如何發展出適合產業化方向所需要的專業人才，也是未來高齡照顧議題下，人才培育的重要發展方向之一。

高齡照顧的人才培育機制

高齡社會下的人才培育機制

長照專業人才培訓	高齡社會的多元人才培訓
大專院校相關科系 照服、樂齡職業教育 長照專業進階教育	社區工作的專業人才 跨領域合作的專業人才 預防照顧師資的培養機制 高齡產業化發展的人才

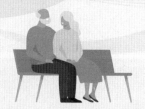
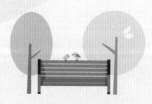

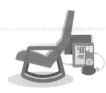

Unit 7-4
長照的網絡治理新型態

圖解長期照顧

092

「治理」是當代公共服務提供的重要概念，將政府權力往外轉移至私部門，透過公私夥伴關係的方式，讓民間部門共同參與政府的公共服務，形成政策網絡型態。當代的許多社會議題中，包含：經濟發展、教育、健康照顧、貧窮議題、社區能力建構與環境永續等的議題中，都需要社會中多元組織的相互合作，形成網絡治理關係，共同來解決社會上所面臨的相關問題。

長照政策自 2007 年長照 1.0 推動時代，就以福利多元主義的型態，為主要的政策推動方式。服務項目由政府委外給民間部門辦理，這樣的服務型態也延續到長照 2.0 的政策中。這樣的服務型態也讓長照政策走向「治理」的模式，由政府、NPO、企業、社區共同組成長照的服務網絡，透過網絡治理的型態，來提供被照顧者所需要的服務。

長照政策自推動以來，始終存在衛政與社政部門間整合的議題。2016年更是進一步希望連結在地組織共建服務資源網絡，建立長照的網絡治理型態，也讓參與在網絡中的行為者變得更為多元且複雜，其中以「社區」為主體的服務模式，讓各地的長照網絡可能因為當地社區能量不同，而產生不一樣的服務網絡樣態，也增添長照網絡執行的困難程度。

有鑒於長照服務網絡的多元性與複雜性，網絡中的行為者如何透過資源網絡的建構，強化福利服務專業和機構之間的整合、協力、合作、團隊和夥伴關係，已經成為實踐政策目標的不二法門。也因為長照政策網絡涉及不同專業組織的合作，且每個區域所擁有的資源不同，往往讓長照服務於在地實踐的過程中，成為具有彈性化、多元化、個殊化的網絡治理特性。

因為長照網絡的獨特治理模式，在網絡中必須要創造出清楚、獨特的價值，連結各部門及地方民眾共同參與，形成相互協助、合作的組織，而信任、互惠與互助、分享行為的規範、分享承諾、正式與非正式的社會網絡、有效的資訊管道皆為網絡的重要構成要素，這些要素能夠強力連結部門間的關係，並允許組織需求的聲音發聲出來，建立一個普遍的組織價值，每一個網絡都要能夠實踐前述治理特質，才能夠建構起在地化的長照網絡治理運作，形成各個組織間的綿密合作關係，以提供符合在地需求的長照服務。

長照的網絡治理新型態

長照的網絡治理樣態

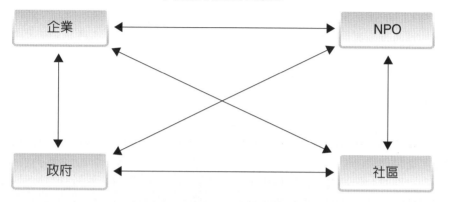

網絡中合作治理的影響因素

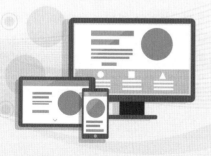

1. 共享目標
2. 領導團隊
3. 成員參與機制
4. 夥伴多元性
5. 合作治理的激勵機制
6. 網絡文化

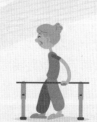

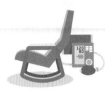

Unit 7-5
長照網絡的跨部門合作治理

094

　　誠如前一節所討論到長照服務的網絡治理樣態，因為具有彈性化、多元化、個殊化的網絡治理特性，也讓長照網絡的運轉變得更加困難，因為需要連結更多元的資源、協調更多元的組織、整合不同專業，才能夠讓網絡順利運轉，並提供符合在地需求的服務內容。這也讓長照網絡內，各個參與其中的組織需要面臨如何進行跨部門合作治理的課題。

　　在網絡的合作治理動態結構中，參與成員能否順利合作的關鍵因素，在於並非單純是以交易成本來作為考量，而是會考量到在目標價值底下，所可能產生的合作治理效益是什麼，並透過建立組織的「合作平臺」，讓參與者在平臺中進行學習、教導，以及與組織內部和外部合作夥伴的協調，來建立跨組織間的合作關係。

　　長照網絡因為主要關注的是高齡議題的照顧需求，其目的是希望透過網絡平臺的合作，讓網絡內的多元組織相互合作，以促進公共利益與福祉。這樣的平臺在跨域治理理論中，被歸納為「社會部門型的平臺」。此類型的平臺運作必須包含若干重點：1.共享合作的目標；2.具備整合特質的領導團隊；3.成員的

參與公平性；4.夥伴間的多元性；5.參與合作治理的激勵機制；6.有利於合作的網絡文化。跨組織間的合作關係如果能夠在前述的平臺基礎上，產生良好的合作關係，則網絡治理的成效就會較佳，同時也會影響網絡的結構，往有利於合作關係進行的方向轉變。

　　於每一個區域的長照網絡中，搭建一個社會部門型的平臺，讓參與在網絡中的組織，透過平臺進行溝通合作、整合與媒合資源、經營網絡的社會資本信任關係，將會有助於在地的長照網絡，建構與整合符合在地需求的照顧服務，提供更符合個案需求的照顧計畫。

　　面對高齡社會的現象，網絡治理的模式成為歐日國家急欲尋找與創建的課題，如：德國的共生社區模式、英國的Groundwork、日本的街中咖啡館等模式，都是希望透過在地網絡的建構，重新連結在地正式、非正式資源，提供滿足在地民眾需求的照顧服務，而從前述的國外經驗中，都可發現建構在地服務網絡時，於網絡中搭建一個跨部門合作平臺，將有助於在地網絡的運作，以提供更多滿足需求的創新服務體系。

長照網絡的跨部門合作治理

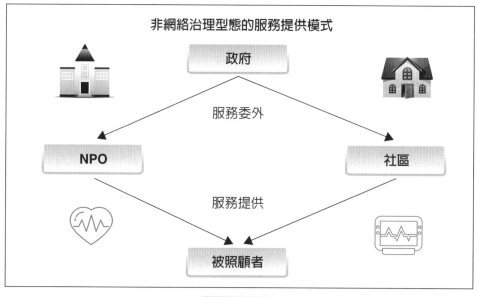

非網絡治理型態的服務提供模式

政府

服務委外

NPO　　　　　　　　社區

服務提供

被照顧者

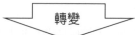

轉變

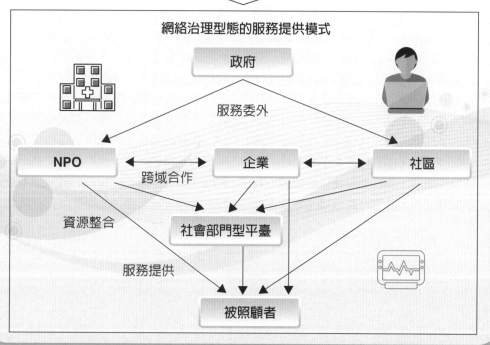

網絡治理型態的服務提供模式

政府

服務委外

NPO　　　企業　　　社區

跨域合作

資源整合

社會部門型平臺

服務提供

被照顧者

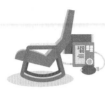

Unit 7-6
長照網絡的運轉關鍵因素

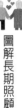

圖解長期照顧

096

不同於一般對於體制運作的論述，網絡治理的發展關注於體制的多元化、分散化、彈性化等要素，重點在於治理體制的形成是要解決在地的問題與人們的需求為出發點。也因此，治理體制的論述，不同於過去的市場體制與科層體制的論述方式，網絡治理強調網絡中行為者之間的互補優勢，行為者間是相互依賴依存的關係，透過互補的關係，補足網絡中每一個行為者不足之處，也充分善用網絡中每一位行為者的長處，共同建構網絡的治理體制。

而網絡中的每一個行為者，彼此之間講求互惠、信任及互利共存的關係，透過信任關係的建構，達到相同的網絡價值形塑，進而透過資源交換的方式，分享各自能夠在網絡中付出與貢獻之處，共同解決網絡形成時所要解決的問題與需求。在前述的網絡治理特性中，其主要是融合了多元行為者於政策過程中，一同參與政策的制定與執行的過程，其精髓在於建立與凝聚多元行為者之間的共識，創造行為者參與網絡的共同價值信仰，形成網絡建構與運轉的重要促進元素，讓網絡能夠順利形成治理體制。

網絡治理強調網絡中行為者間的信任及互賴關係，並藉以建構網絡間的夥伴關係，共同實現互惠與合作的目標。而網絡治理的特徵總括來說包括：1.網絡由多元行為者所組織而成；2.組織間的互賴；3.網絡成員間持續的互動，互動關係是建立在網絡間的交換資源及共享目標；4.互動關係根植於行為者間協調達成的信任與規則；5.網絡不需對國家及政府負責，是自我組織而成，具有高度自主性；6.網絡重視社會資本的形成與累積，由信任、規範、網絡所構成。

因為網絡治理具備多元行為者參與其中的特性，也讓網絡有不同的狀態與關係的形成。在探討一個體制的網絡治理模式時，需要找出網絡的密集程度、網絡的中心在哪裡、什麼是網絡中對等的結構，以及有多少的派系在網絡中，來評估網絡之間的關係。具備信任基礎的協力模式是網絡治理的關鍵所在，有助於資源的集中化與運用的有效化（江大樹等，2014：6），而夥伴關係是網絡治理的基本形式，這樣的形式並非僅止於一般的資源交換，它需要部門或機構間的協力（collaboration）。

三種治理模型比較：市場、科層體制與網絡

	市場	科層體制	網絡
規範的基礎	契約－所有權	固定關係	互補優勢
溝通工具	價格	例行規則	關係
解決衝突的方法	討價還價	行政命令監督	講求互惠原則強調彼此信任
彈性化程度	高度	低度	中度
承諾度	低度	中度	高度
組織氛圍	嚴肅和（或）多疑	正式的、官僚的	開放式的、互利共存的
行動者的偏好或選擇	獨立自主	依賴	相互依賴

資料來源：轉引自江大樹，2006：9。

長照網絡

長照網絡

政府　　　NPO

運作要素
信任
價值
資源交換
制度規範

企業　　　社區

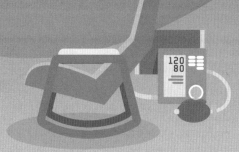

第 8 章

長期照顧與社會設計

●●●●●●●●●●●●●●●●●●●●●●●●● 章節體系架構 ●

●●●●●●●●●●●●●●●●●●●●●●●●●●●●●●●●●●

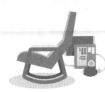

Unit 8-1
社會設計的基本概念

100

　　因應高齡社會發展下，高齡者的生活需求不僅是需要透過政府的政策直接介入，協助失能失智的高齡族群，能夠獲得好的長期照顧服務。同時，對於生活在社區中的健康、亞健康老人，如何提供其在地老化的相關服務措施，成為世界各個面臨高齡課題的先進國家，所急欲關注與處理的重要議題。德國、日本近年「共生社區」的概念，席捲我國的高齡照顧領域，如何重新回到社區內，專注生活在社區內長輩的需求，連結在地資源滿足其需求，成為德國、日本急欲建構的「社區整體照顧模式」。

　　從德國與日本的共生社區照顧模式觀之，其主要是期待社區內的專業工作者，需要重新關注人們的需求，服務的發展不是從政策端或是服務供給端出發，而是必須要由在地社區民眾的需求出發，如此方能夠發展出解決在地需求的在地化服務資源網絡。而這樣的觀念，其所關注的就是專業工作者面對多元需求的高齡社會時，必須要將社會設計的思維帶入其專業工作中，不僅關注在設計出回應重要問題的服務外，也關注創造出一個能夠培力利害關係人共同回應問題的環境，讓利害關係人一起具備解決問題的能力。

　　社會設計主要含括三個核心概念，分別為：

一、共同創造價值

　　因為當代社會面臨許多複雜的議題，需要透過「共創價值（value co-creation）」的方式來解決，此方式是設計解決社會議題的重要關鍵因素，因為在此方法中需要透過利害關係人間發展出信任關係，並對於共同要解決的議題、服務設計過程、服務方式的產生皆須產生共識，而一旦共識產生，社會設計的價值就共同創造而成，在後續的行動推動上就會產生堅實的網絡關係。

二、參與式設計

　　設計的發動者必須要從方案的起始階段，就培力參與者參與在方案的設計過程中，讓參與者能夠表達其知識與價值；同時，設計發動者也要促進方案設計過程中不同方法間的相互連結，目的在於希望能夠設計出一個永續發展的服務方案。

三、創新解決方法

　　「舊的道路走不到新地方」這是社會設計的核心價值，正因為過去存在的舊有問題，用過去的方法解決不了，所以社會設計期待每一位運用此觀念的專業工作者，能夠跳脫既有的框架，與服務提供者共同回到使用者的需求上，找尋能夠滿足使用者需求的新方法。

社會設計的核心概念

價值：重新關注人的需求

↓

社會設計 ← 利害關係人

共同參與

共同參與

核心概念

共同創造價值　　參與式設計　　創新解決方法

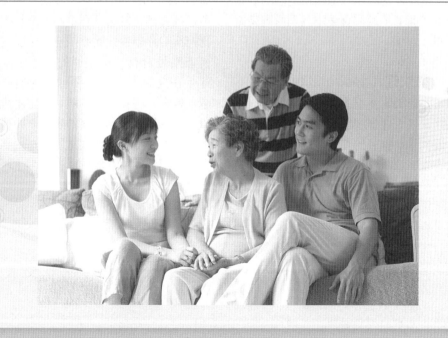

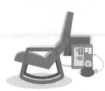

Unit 8-2
何謂社會創新

社會創新關注的重點在於「如何用新方法，解決老問題」，面對全球資本主義市場經濟所帶來的衝擊與影響，許多因為資本主義市場所帶來的問題，無法用過去市場解決一切的方式來因應，而是需要重新思考如何開闢一條新的路徑，來因應存在於社會中的多元化問題與需求。

社會創新承襲了社會設計的思想脈絡，期待服務提供者能夠更深切的思考服務使用者的需求，以及其需求背後的原因為何，能夠洞察（insight）每一個需求背後的成因，進一步探索需求背後的價值為何，進而重新找出解決問題與滿足需求的新方法。

以社會創新思考邏輯所產出的服務方案或商品，通常會使用三個原則來做檢視：

一、需求性（desirability）

如何探索使用者背後的價值取向，服務提供者在檢視服務使用者需求時，是看到了「誰」的需求，是使用者自身的需求，或是服務提供者為使用者創造出來的需求，這是兩個不同層次的問題，服務提供者必須拋開自己的專業本位立場，重新探索與檢視使用者需求產生背後的價值為何，如此才能夠洞察出需求背後的真正成因。

二、可行性（feasibility）

確立使用者的需求及其需求背後的價值後，服務提供者需要進一步思考，服務提供者本身的專業知識與技能，能否滿足使用者的需求。在解決使用者需求上，服務提供者需要擁有哪些專業技術與知能，而現行的技術與知能是否足夠滿足需求，抑或是需要精進自身的專業技術與知能。最後，確立服務提供者自身的專業知識與技能足夠滿足需求後，則服務提供者需要進一步提出解決的服務方案內容。

三、存續性（viability）

確立需求並對服務提供者的專業知識與技能，發展出服務方案後，則需要透過社會創新的第三個準則，來檢視服務方案的存續性，此原則主要是關注服務方案是否有永續發展的可行性。因此，在此原則下，主要會關注幾個議題，包含：服務方案的經費支出由誰買單？案主使用服務方案的意願？如何確保服務方案能夠滿足案主需求？服務提供者如何確保服務能夠永續提供？等幾個議題，來作為檢視服務方案是否能存續的重要關鍵。

社會創新方案的檢視準則

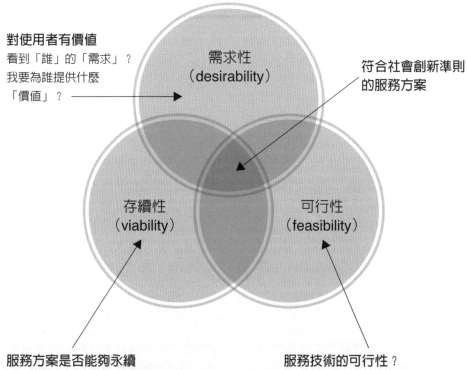

對使用者有價值
看到「誰」的「需求」？
我要為誰提供什麼
「價值」？

需求性
（desirability）

符合社會創新準則
的服務方案

存續性
（viability）

可行性
（feasibility）

服務方案是否能夠永續
服務方案的經費支出會由誰買單？
案主是否願意使用服務方案？
如何確認服務方案能夠滿足案主需求？
服務提供者如何確保服務能夠永續提供？

服務技術的可行性？
使用什麼技術與資源？
技術與資源是否具有可及性？
技術與資源如何解決問題或需求？
服務技術如何持續精進？

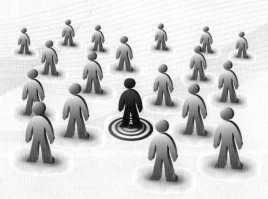

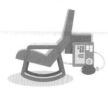

Unit 8-3
社會設計的源頭追溯

圖解長期照顧

104

　　社會設計的緣起是來自於使用社會工作介入的方法，作為社會設計的模式，而這樣的模式能夠將服務設計的原則從過去以市場為導向，轉而關注低收入或是特殊需求的人群，像是年紀、健康、失能等特殊需求。而這樣的工作方法，正是社會工作專業中三大工作方法之一的社區工作。

　　社區工作的發源，可以回顧1880年代 Barnett 夫婦接續 Toynbee 的行動基礎。在英國倫敦東區所展開的「牛津大學睦鄰運動」，可以視為大學運用學院所學的專業知識，透過師生團隊投入社區行動，改變在地社區問題，並培植在地社群組織具備解決問題能力的濫觴。在牛津大學的睦鄰運動過程中，Barnett 夫婦建立的「湯恩比館（Toynbee Hall）」成為睦鄰運動過程的重要組織。大學知識分子以湯恩比館為培力（empowerment）在地社群解決問題的重要基地，透過需求調查、教育課程設計、跨領域活動辦理的方式，將大學的知識資源帶進在地社群中，共同與在地社群組織設計方案、執行方案，進而培力在地社群具備自己解決問題的能力。

　　早在一百多年前的倫敦就已經在實踐社會設計的方法，將社會設計的方法帶入到社區工作中，共同與社區內的弱勢族群一起找出滿足需求的解決方案。2015年後，日本的知名社會設計大師山崎亮，陸續出版一系列有關社會設計與社區設計的書籍，透過英國、歐洲、日本等地的案例彙整，逐步將社會設計與社區設計如何在各個社區場域中實踐的方法彙整而出。同時，也在我國的高齡照顧領域中掀起一波浪潮，各個關注高齡照顧的跨領域團隊，開始思考社會設計如何在我國的社區內實踐，進而發展出適合臺灣的本土化操作模式。

　　社會設計與社區設計同樣都是以社會創新為主要核心理念，回到關注使用者需求本身，從使用者的需求進一步發展出服務方案，都是期待服務提供者能夠轉換過去本位主義的思考邏輯，以換位思考的方式探索使用者需求背後的價值意義。而兩者不同之處，在於社區設計是將社會設計運用在社區的場域中，僅限於在社區或是同一個城鎮的生活圈內，連結在地資源發展解決在地問題或需求的服務方案。

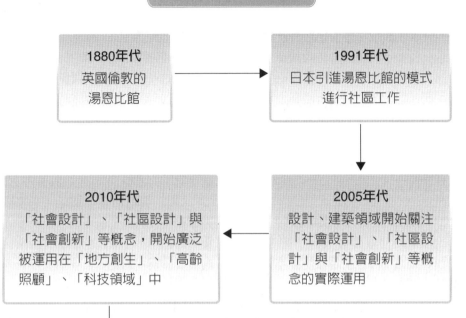

社會設計的發展脈絡

1880年代
英國倫敦的湯恩比館

↓

1991年代
日本引進湯恩比館的模式進行社區工作

↓

2005年代
設計、建築領域開始關注「社會設計」、「社區設計」與「社會創新」等概念的實際運用

↓

2010年代
「社會設計」、「社區設計」與「社會創新」等概念，開始廣泛被運用在「地方創生」、「高齡照顧」、「科技領域」中

↓

2018年後
「社會設計」與「社區設計」的概念，在臺灣的長照領域中掀起浪潮，開始關注「共生社區」的概念

↓

2018年5月
臺灣第一個以「社區設計」及「共生社區」為核心概念的照顧咖啡館，於南投縣埔里鎮成立並運作，成為大埔里地區推動共生社區的重要發起單位

↓

臺灣本土化的操作模式，持續進行中！

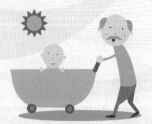

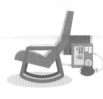

Unit 8-4
社區設計的三階段

資本主義市場在人類經濟社會中主宰了三百多年的時間，也陸續產生了許多社會、倫理、環境、文化等不同面向的問題。因此，如何重新回到人類社會的需求，思考人類的需求如何在當代社會中得到滿足，就成為關注社會設計或社區設計領域的組織及學者，所在意的重要課題。

一、為什麼要關注社區設計

日本的社區設計大師山崎亮，在2018年提出，為什麼現在是需要關注社區設計的時代，主要原因有：

（一）**自由與安心的平衡**：因為過度的都會化後，我們生活在一個「失去地緣、血緣的社會中」，必須要重新建立人與人之間的連結。

（二）**城市變得寂寥的理由**：過去許多戶外活動逐漸走向室內化，導致許多社群團體逐漸被弱化，個人主義大過於社群主義，讓城市內人與人之間的關係變得疏離，必須要打造與社群發生關係的新模式。

（三）**過去比較好？**：因為鄉村人口外流的關係，讓許多生活在鄉村的民眾開始緬懷過去，認為過去比較好。如何打造一個城鄉間的舒適人口比例，成為新挑戰與關鍵。

（四）**向人口減少領先地區學習**：山地離島地區因為人口外移、資源缺乏，卻也成為許多創新服務發展的優勢，如何運用山地的條件，成為發展創新服務的優勢，便成為關鍵的課題。

（五）**偏重硬體設施時代的終結**：硬體建設的時代已經結束，如何活化過去興建的既有空間，在公共空間內創造新的人群連結，就成為新時代所需要進一步思索的議題。

（六）**與城市發生關係**：過去鄉村與城市是沒有發生關係的，但高度人口集中的都市，卻成為協助鄉村產業發展的重要關鍵。因此，需要進一步思考如何讓鄉村與城市發生關係。

（七）**公共與社群**：公共事務的參與與社群組織的建立，是社區設計所關注的重點，社區是眾人生活的場域，社群是人與人連結的重要方式。因此，需要重新思考如何讓民眾願意參與公共事務及社群組織，才能夠重新建立人與人之間的連結關係。

二、社區設計的三階段

山崎亮進一步將社區設計的概念，區分為三個階段：

（一）**社區設計1.0**：強調「為社區設計」（design for community）的公共建築，設計多由設計師、建築師、政府官員等專家學者主導。

（二）**社區設計2.0**：變為「和社區一起設計公共建築」（design with

community of public area），由設計師與當地居民共同發想公共建築的樣貌。

（三）**社區設計 3.0**：注重「和社區一起設計生活方式」（design with community of lifestyle），設計師與居民的討論範圍從硬體擴大至軟體，例如：社區美術館的導覽應如何進行、人煙稀少的寺廟應如何活絡等企劃。

因應不同時代的需求變化，社區設計的概念也產生不同內涵的轉變，從過去的專家主導轉變為民眾參與；同時，也從過去的注重硬體建設，轉型為與民眾一起打造軟體的服務。

關注社區設計的理由

目的：重新創造人與人之間的連結

自由與安心的平衡	城市變得寂寥的理由	過去比較好？	與城市發生關係

| | 向人口減少領先地區學習 | 偏重硬體設施時代的終結 | 公共與社群 | |

社區設計的三階段

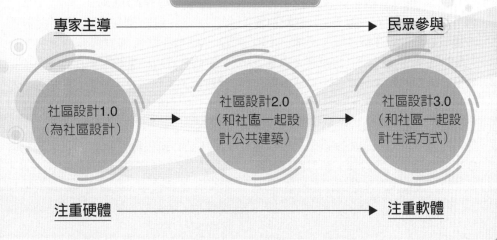

專家主導 ────────────────► 民眾參與

社區設計1.0
（為社區設計）
→
社區設計2.0
（和社區一起設計公共建築）
→
社區設計3.0
（和社區一起設計生活方式）

注重硬體 ────────────────► 注重軟體

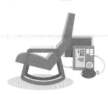

Unit **8-5**
社區設計的操作步驟

108

　　從社區設計的發展歷程來說，主要的演變在於從過去專家主導的硬體建設為主，轉變為與社區民眾一起討論參與設計生活的方式。進入到社區設計3.0的時代，如何運用社區設計的方法於實務工作中，則是需要有步驟性的程序來進行。

一、確立社區中的關鍵課題

　　（一）**專家團隊自我評估場域中關鍵課題**：每一個協力社區推動公共事務的專家團隊，都有其本身的專業背景，如何先從自身的專業背景中盤點社區內可能遇到的關鍵課題，就是專家團隊進入社區場域前所需要先準備的部分。

　　（二）**實務觀察場域中的關鍵課題**：專家團隊進到社區場域中，實地觀察社區場域內所遇到的關鍵課題，是否與其團隊自身所評估的相同。

　　（三）**確立場域中關鍵課題並評估優先順序**：專家團隊帶著自身評估與實地場域觀察後的關鍵課題，再進一步與社區的領導者及民眾，共同確立場域中所需要處理的課題有哪些，並將盤點出的課題列出優先順序。

　　（四）**確立後續行動價值**：確立場域內所要處理的課題先後順序後，則是要與社區民眾共同討論，藉以凝聚社區民眾對於後續處理課題的行動價值。

二、界定社區內關鍵行為者與資源

　　（一）**界定場域中關鍵行為者與資源**：每個社區都存在有獨特的資源與社會組織，如何從前一階段評估後的關鍵課題中，延伸連結社區內的關鍵行為者與資源，就成為後續能否發展解決關鍵課題服務方案的關鍵所在。

　　（二）**與關鍵行為者建立關係**：確立好社區內有意願參與的關鍵行為者後，團隊就需要開始與關鍵行為者建立信任關係。

　　（三）**引導行為者共同討論場域所面對的關鍵課題及所需的資源**：與社區內願意參與的行為者建立關係後，就需要引導行為者共同參與場域課題解決方案設計的討論，並且盤點解決方案未來所需要連結的資源，並尋求關鍵資源投入於方案中。

三、服務方案的推動

　　（一）**連結關鍵資源共同設計服務**：於前一階段確立服務方案發展所需要的資源後，緊接著團隊就需要連結關鍵資源，共同參與在方案的服務設計中，發展出對應解決場域關鍵課題的服務方案。

　　（二）**產生社區獨有的資源網絡與服務模式**：持續實踐與推動服務方案，並於行動過程中，就會產生因應社區關鍵課題，所形成的特有資源網絡與服務內容。

（三）校準服務模式與內容：在服務方案行動的過程中，需要不斷與社區民眾、網絡內參與的行為者，以及團隊內部成員，溝通調整服務內容，以校準服務方案的內容，確保服務方案是符合社區民眾的需求與期待。

（四）建立服務使用規範：在前述的服務方案推動執行穩定後，參與社區設計服務方案的行為者，則需要共同研擬服務方案後續推動的相關規範，以確保服務方案能夠於社區內永續發展。

社區設計的操作步驟

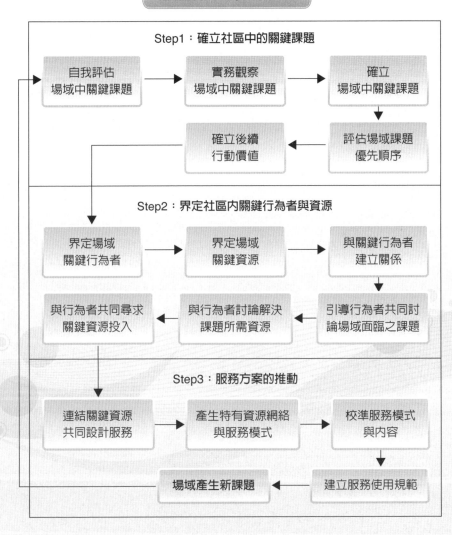

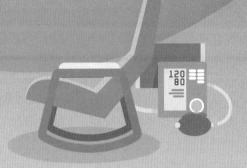

第 9 章

長期照顧與共生社區

●●●●●●●●●●●●●●●●●●●●●●●● 章節體系架構 ▼

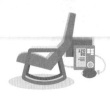

Unit 9-1
社區照顧的基本概念

「社區照顧」的概念最早源自於英國1993年推出的「聯合社區照顧計畫」政策，也是當前長期照顧與共生社區等照顧模式的核心概念緣起，其中我國長期照顧政策中的居家式服務與社區式服務，可說是社區照顧理念的具體實踐；而共生社區的照顧模式，則是由社區照顧的概念所延伸擴展而出的照顧模式。

「社區照顧」因為歷經不同時代的政策發展，而對於社區照顧的發展產生不同的實踐模式。

一、在社區中照顧（care in the community）

此時期的社區照顧裡面，主要是為了反應去機構化，即鼓勵那些留在醫院的被照顧者可回到社區生活，目的在使這些人可以在社區生活，以及避免因為失能而需要住到機構中。其策略主要是提供社區服務，由政府負擔提供專業人士進入社區中，提供專業服務給被照顧者。

二、由社區來照顧（care by the community）

除了讓被照顧者回到社區中生活外，其認為專業服務可以由社區內的志工或專業人士，來為社區內有需求的被照者提供相關服務；亦即「在地人服務在地人」的思維。

三、在社區內照顧（care within the community）

除了讓被照顧者回到社區中生活，以及由在地人服務在地人外，由於有些專業服務並不是社區志工所能提供（如醫療服務），因此此觀念所倡導的是，專業機構（如小型醫療機構、小型照顧機構等）也能夠進入社區中，為社區中有需求之被照顧者提供相關服務。在社區內照顧的概念，可以說是融合了前述在社區中照顧及由社區來照顧的兩種實踐模式。

從前述不同時代所演變發展的社區照顧概念，可以發現我國的長期照顧政策，與社區照顧的概念有很大的相關性，主要目的都是希望藉由專業服務進入社區中，實踐在地老化的目標，讓老人能夠在自己熟悉的地方老化，並連結其所需的專業照顧服務進入社區中，或是由社區自己來提供服務。

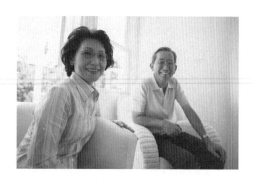

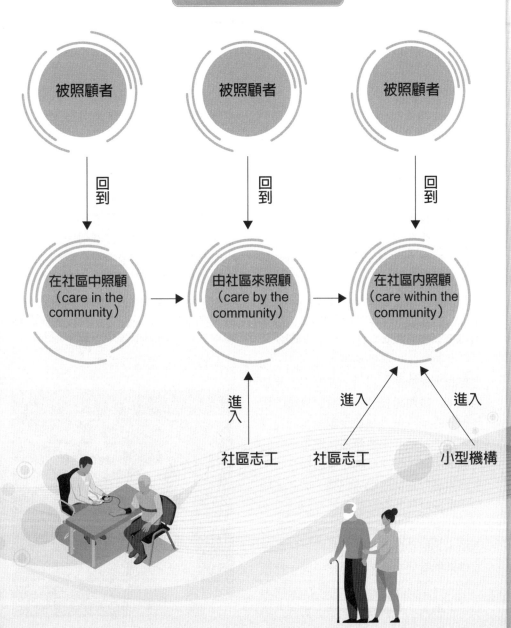

社區照顧概念的演變

被照顧者 → 回到 → 在社區中照顧（care in the community）

被照顧者 → 回到 → 由社區來照顧（care by the community）

被照顧者 → 回到 → 在社區內照顧（care within the community）

進入 ← 社區志工

進入 ← 社區志工

進入 ← 小型機構

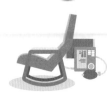

Unit 9-2
共生社區的概念源起

「共生社區」的概念在2011年，於德國漢堡市的亞士特多夫基督教社福基金會所提出；日本則是在2016年，提出「在地共生社會」的目標。德、日兩國是全球已開發先進國家中，最早提出共生社區概念，並且由民間組織開始實踐推動的兩個主要國家。

共生社區的概念，主要是希望透過在地組織發掘在地照顧需求，再由在地組織針對在地需求，進一步連結在地資源來發展出在地的服務，而這些資源的連結不僅包含過去傳統社區照顧所含括的專業照顧服務外，同時也包含在地的各項資源，由社區居民、企業組織（店家）、其他民間組織、地方政府、專業團體等共同組織共生社區的資源網絡。

共生社區的發展關鍵主要在於，在地推動照顧服務的組織，在提供服務的過程中，發現過去著重在照顧專業的服務，已經無法滿足在地民眾的多元化需求，在地組織必須要連結在地更多元的跨領域組織，共同參與在服務網絡中，發展出屬於在地的資源網絡，如此才能夠滿足在地老人的照顧需求。

共生社區之所以會關注在地資源的連結，其核心關鍵在於，最接近社區民眾需求的就是社區，且居住在同一社區內的人，對於社區都有一定的地緣情感，人與人之間的連結強烈。也因為每個人都想要回到自己最熟悉的社區中生活，在地緣與人際間的情感基礎上，能夠讓社區一起動起來，透過社區自身的力量，打造屬於自己社區的「共生社區資源網絡」，來滿足社區內老人的照顧服務需求。

因為每個社區都是有機體，每個社區內的照顧需求不同，擁有的資源也不同。因此，共生社區的模式高度仰賴一個在地的中介組織，在德國有共生社區管理師的角色，而在日本則是以照顧咖啡館最為著名。透過中介組織的角色，來協助評估瞭解在地社區的照顧需求，再由中介組織的角色，協助去開發、挖掘、媒合在地的資源，共同投入與發展滿足在地需求的服務，建構起每個獨特社區的共生社區照顧模式。

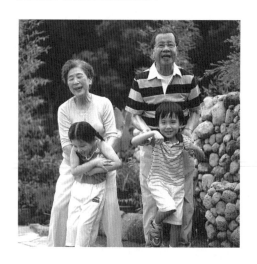

共生社區模式的基礎概念

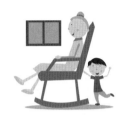

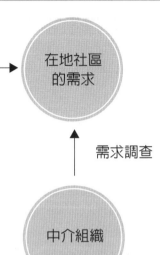

在地社區
的需求

需求調查

服務提供

中介組織

開發、媒合、連結
在地資源

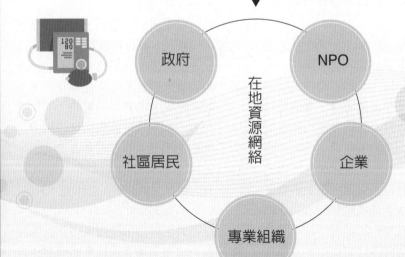

政府

NPO

在地資源網絡

社區居民

企業

專業組織

Unit 9-3
德國的共生社區發展模式

圖解長期照顧

116

德國的共生社區模式，主要是在2011年時，由位在德國漢堡市的亞士特多夫基督教社福基金會所提出。該基金會過去推動老人照顧，主要都是以機構式照顧的模式居多，但在2011年開始，該基金會開始推動去機構化的方向，希望陸續減少機構的床位，回歸社區來解決照顧的問題。

亞士特多夫基督教社福基金會推動「Project Q8」計畫，該計畫的核心目標是希望針對社區內部需要被照顧的對象，能夠透過動員社區的資源來提供照顧，該計畫的主要口號是「讓社區動起來」。此計畫認為社區是最接近民眾需求的地方，而服務不應該區分對象，從老到少只要是居住於該社區內的一分子，只要有需求，就應該要得到好的照顧服務。

在推動「Project Q8」計畫之初，基金會從社區需求與資源的盤點開始，邀請社區內部的居民、企業組織、民間組織、地方政府、社區領導者、專業服務團體、機構等，共同參與在需求調查的對象中，主要的目的就是希望能夠找到社區內的真正需求，並且瞭解社區內的相關資源，媒合社區資源、發展服務來解決需求。該基金會推動此計畫的過程中，也認為社區內的照顧服務，不應該是只有專業的服務團隊來提供，只要是社區內的利害關係人，願意參與其中，就能夠成為服務團隊，並且發展出社區內獨特的服務模式。

亞士特多夫基督教社福基金會因應「Project Q8」計畫的推動，也發展出「社區共生管理師」的角色，希望藉由此角色能夠串聯社區資源，進行跨領域與跨組織間的資源連結及合作，跳脫原本照顧是社會福利業務的框架。而這樣的跨領域結合下，也更加凸顯出每一位被照顧者的自主性，能夠更貼切的擬定出符合被照顧者需求的照顧服務計畫。

社區共生管理師在與被照顧者共同發展照顧計畫時，必須引導被照顧者思考以下問題：

一、過去我曾被幫助過的事情中，有哪些是我可以自己做的？哪些是我自己可以獨立完成的？

二、我所需要的服務，有哪些是我的家人、親友、鄰居可以幫忙的？

三、我所需要的服務，有哪些是社區內的店家或是組織可以協助的？

四、如果我所需要的服務，不是家人、親友、鄰居、社區內店家或組織可以協助的，那我會需要哪些專業人士來提供服務？

五、我可以幫助別人做什麼？

社區共生管理師在提供服務的過程中，會引導被照顧者去思考如何關注自己的需求，並且引導思考如何連結社

區內或周遭的資源來協助被照顧者自己解決問題；同時，也會希望被照顧者能夠進一步思考，自己是否能夠幫助別人。社區共生管理師在與被照顧者互動的過程中，透過照顧計畫的推動，能夠關注被照顧者的自主性，是「充權」理念的充分實踐。

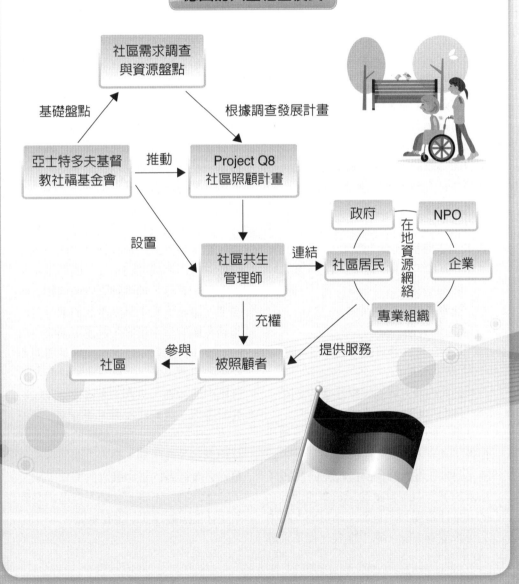

德國的共生社區模式

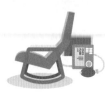

Unit **9-4**
日本的共生社區發展模式

日本的共生社區模式，主要是與其地方創生（或稱地域振興）的政策推動有關。日本在2010年時，推動「在地整體照顧系統」的政策，主要因應鄉村地區人口外移老化之下，地方的照顧議題逐漸凸顯而出。「在地整體照顧系統」原先設定的主要照顧對象為高齡者，但後來因應地方需求的增加，逐漸擴大到身心障礙者，甚至是新手父母等。

日本雖然在政策的推動下，於各個地區逐步發展出共生社區的照顧模式，但也因為每一個區域主導共生社區的組織類型不太相同，也讓日本的共生社區模式出現很多元的型態與種類。但無論是發展出哪一種類型的共生社區照顧模式，其主要都強調「四助」，即公助、共助、互助、自助的概念。說明如下：

（一）公助
社會福利與社會保障。

（二）共助
社會保險（醫療保險與介護保險）。

（三）互助
社區內個人或團體相互連結支援。

（四）自助
個人的自立支援，預防失能及健康促進。

日本社區設計大師山崎亮於2019年出版的著作中，也彙整了日本四個著名的共生社區模式，包含：辛夷園支援中心、永源寺小隊、幸手模式、佛子園等模式，都是日本在地推動共生社區照顧模式的經典案例。

總結日本的共生社區照顧模式，可以發現基層醫護人員在日本的共生社區照顧模式發展過程中扮演重要角色，主要關鍵在於日本的在宅醫療政策，該政策讓基層醫師不僅是在診所內看診，而是會進到病患家中看診。當醫師進到病患家中看診後，就會開始發現病患所需要的服務不僅是醫療照護服務而已，而是會延伸出許多多元化的需求，而有些需求可能是正式資源所無法滿足的，因此就需要媒合在地社區的資源來協助被照顧者解決各項問題。

此外，在日本的共生社區照顧模式中，也發現有許多位在社區內的組織陸續成立，而其成立的主要目的就是希望能夠連結資源，提供社區內被照顧者所需要的服務。其中最為著名的就是在地整體照顧的幸手模式，透過照顧咖啡館的設置，作為連結社區被照顧者與服務資源的重要場所，並進一步的推動各項社區內的活動，包含：幸福救援隊、熟食配菜店、電動代步車、讀書會、園遊會等多元的服務，其主要目的就是希望能夠創造社區內部人與人之間的連結，藉以發覺社區內被照顧者的需求，以及可能連結的社區資源，成為社區內發動共生社區照顧模式的重要組織。

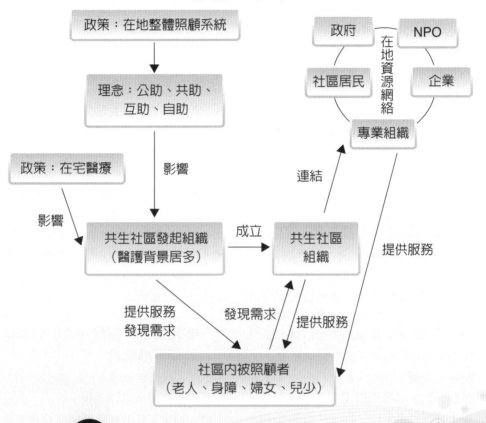

日本的共生社區模式

政策：在地整體照顧系統

↓

理念：公助、共助、
互助、自助

政策：在宅醫療

影響

影響

共生社區發起組織
（醫護背景居多）

成立 →

共生社區
組織

提供服務
發現需求

發現需求

提供服務

提供服務

政府　　NPO

在地資源網絡

社區居民　　企業

專業組織

連結

社區內被照顧者
（老人、身障、婦女、兒少）

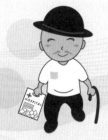

119

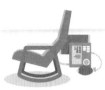

Unit 9-5
臺灣的共生社區發展模式

臺灣在 2016 年長照 2.0 政策推動後，掀起全臺關注高齡照顧議題的趨勢，無論是原本就關注社福議題的非營利組織、保險業的商業組織、科技導向的營利組織等，都在關注臺灣未來高齡化社會後的照顧議題。2018 年的臺東東河與南投埔里，由兩個不同的組織分別成立了以「共生社區」為願景的組織，分別在兩個鄉鎮發展具有各自特色的「本土化共生社區模式」。

一、臺東東河「都蘭診所」的共生社區照顧模式

位在臺東東河鄉的都蘭診所，由所長余尚儒醫師所發起，余尚儒醫師也是臺灣最早引進日本共生社區概念的發起者之一。因為東河鄉的地理位置偏僻，醫療資源極度缺乏，許多社區長輩外出就醫不方便。因此，都蘭診所以「在宅醫療」為主要操作模式，透過醫護團隊深入被照顧者家中，提供被照顧者所需要的醫療服務。

都蘭診所不僅提供被照顧者醫療服務外，也因為社區內病患相當多元，不僅有生理上的疾病問題，往往也伴隨著心理及社會層面等多樣化的需求與問題。都蘭診所為了實踐共生社區的理念，不同於臺灣的基層診所僅有醫護的專業人力，都蘭診所更是設置了社工與行政人力，為的就是希望能夠連結更多資源，來協助鄉村社區的被照顧者，能夠獲得解決其需求的服務。

120

然而，都蘭診所也面臨偏鄉資源匱乏的困境，在專業人力不足的情況下，也讓都蘭診所無法適時滿足社區被照顧者的需求。因此，都蘭診所發揮其全國知名度，邀請不同專業人士以「度假支援」的方式，進入到都蘭村中，協助都蘭診所解決社區被照顧者所遇到的問題及需求。

此外，都蘭診所也積極透過社區營造的方式，於社區內設置「都蘭小客廳」，作為社區內民眾連結的重要場域。小客廳會不定時舉辦各類健康講座，由志工協助輪班運作，逐漸串聯起社區內的各項資源，發展出屬於都蘭在地的共生社區模式。

二、南投埔里「厚熊咖啡」的共生社區照顧模式

位在南投埔里鎮上的厚熊咖啡館，則是由國立暨南國際大學、愚人之友基金會、埔里基督教醫院共同發起創立。三個在地組織共同建立一個新的厚熊咖啡組織，主要目的是希望借鏡德國、日本共生社區模式中，中介組織的角色，透過厚熊咖啡館的運作，成為串接起社區內人與人、社區與社區，以及在地產業間的「互相照顧」，運用在地資源的相互連結，來解決在地社區及被照顧者所遇到問題與需求。

厚熊咖啡館透過「社區營造」的方式，辦理各項多元化的高齡相關課程，設計符合不同年齡層及不同對象的高齡

課程，希望透過教育推廣的方式，逐步將友善高齡的相關知識與概念推廣到社區民眾。同時，也辦理各項專業人才的培訓課程，協助社區解決專業照顧人力不足的問題，並辦理志工培力課程，解決社區端志願服務人力專業知能不足的問題。

其次，厚熊咖啡館也運用虛擬貨幣及資訊系統的方式，建置在地的虛擬貨幣志工人力銀行，志工提供服務累積點數後，可兌換厚熊咖啡館從社區店家、小農所媒合的商品，以及厚熊咖啡館所辦理的課程與提供的服務，充分活絡在地的志願服務人力，實踐「在地民眾互相照顧」的理念。

最後，厚熊咖啡館則是積極經營「厚熊笑狗」的公益品牌，並將此品牌打造為大埔里地區的友善高齡品牌形象。以公益品牌連結在地企業組織的商品，以及社區產業的產品，透過公益品牌的社會企業形象，與在地企業組織產生相互合作，共同募集區域的長照基金，以提供政府正式服務無法滿足的需求；同時，也因為串聯社區產業，以及協助在地社區組織募集社區自有財源，讓社區組織能夠提供更多元的服務給社區長輩及志工。以「互相照顧」及「建構社區力量」的理念，讓厚熊咖啡館成為本土化獨具特色的共生社區照顧模式。

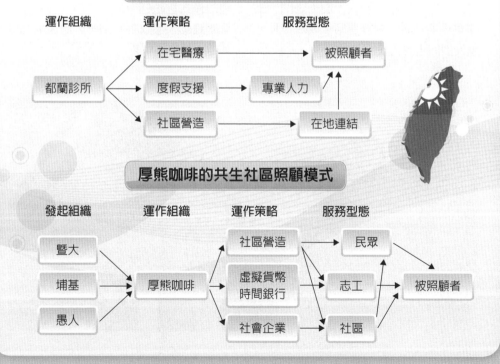

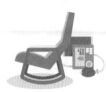

Unit 9-6
共生社區中介組織的角色與功能

　　從前述德國、日本，以及臺灣本土的共生社區照顧模式案例中，可以發現各地的共生社區照顧模式都不盡相同，主要是因為各地的問題需求與擁有的資源皆不相同，對於以在地需求為出發的共生社區模式來說，往往會因為在地需求及在地資源的不同，而可能在社區內產生不一樣的服務型態出現。

　　無論共生社區照顧模式呈現何種多元化的型態，在其關鍵的運作中，可以發現共生社區的模式裡都需要有一個關鍵的組織，而這個組織扮演著中介組織的角色，不僅串接起被照顧者的需求及在地資源外，同時也會透過各項社區工作的技巧，串聯社區內人與人之間、組織與組織之間的相互連結，成為推動社區發展的重要力量。

　　中介組織不僅是由跨專業團隊所組成，同時也需要具備有經營地方資源網絡的能力，與地方資源網絡中的組織形成好的合作關係，建立起在地的社會資本力量，運用相互合作的夥伴關係，串接資源發展出能夠解決在地需求問題，且獨具在地特色的照顧模式。

　　因為在地社區需求的多樣化，讓政府很難從單一政策來解決所有社區的問題，就必須高度仰賴地方公民社會的力量，由公民社會自己組織團隊，建立資源間相互連結的力量，形成以地方公民社會為基礎的綿密資源網絡，進而形成解決在地需求與問題的服務模式，而這樣的模式也正在未來的高齡社會中產生新的浪潮，形成各界期待因應高齡社會議題的新興照顧模式。

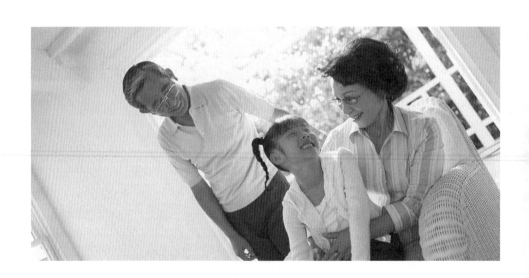

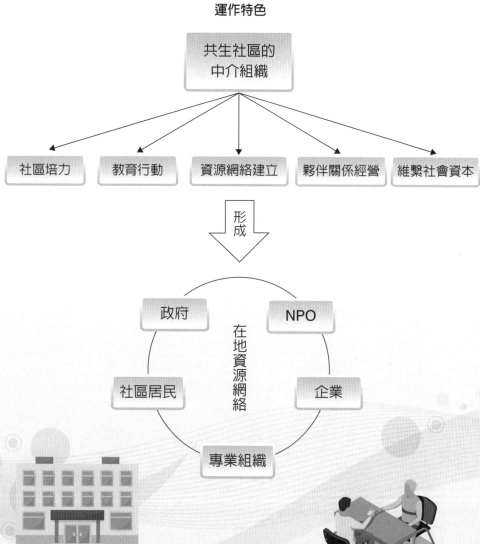

共生社區中介組織的特色

運作特色

共生社區的
中介組織

社區培力　教育行動　資源網絡建立　夥伴關係經營　維繫社會資本

形成

政府　NPO

在地資源網絡

社區居民　企業

專業組織

第九章　長期照顧與共生社區

123

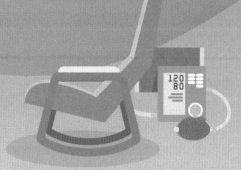

第 10 章

長期照顧與長樂整合新模式

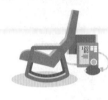

Unit 10-1
高齡社會下的政策整合課題

圖解長期照顧

126

高齡社會的趨勢下，中央各部會皆陸續因應其業務，推出各項因應高齡人口照顧的政策，尤其在2016年長照2.0政策推出後，可見到除了衛福部以外的各部會，跟隨高齡社會議題，也陸續推出許多「預防照顧」的相關政策，其中也都可以發現相關政策都是將政策資源與經費，投入到社區的層級，交由社區組織來推動各項預防照顧的政策。

回顧我國高齡相關政策，持續推動時間最長的就是衛福部於2005年的「社區照顧關懷據點」政策，透過關懷問安、送餐、訪視、健康促進的課程，組織社區的人力、物力資源，讓社區自己來推動社區內部的預防照顧服務，協助社區長輩延緩及預防失能，相關政策在臺灣推動多年，衛福部每年也透過「金點獎」的辦理，遴選全臺推動社區照顧關懷據點的優質社區與幹部進行表揚，以鼓勵投入社區服務的志願服務人力。

此外，教育部於2008年推出的「樂齡學習」政策，則是另一個因應高齡化社會的重要政策項目。該政策透過「一鄉鎮市區一樂齡」的方式，於全臺三百一十八個鄉鎮市區建立樂齡學習中心，成為各地重要的樂齡學習資源，提供55歲以上中高齡族群於退休後，有優良品質的樂齡學習課程可以參與。不僅如此，該政策同時希望活化高等教育資源，鼓勵大學設立「樂齡大學」，將大學的高教資源提供給中高齡的族群進行學習，以提升中高齡族群的活躍老化目標。

前述兩項針對高齡社會推動已久的政策，在各地也都產生許多政策的效益出現，無論是社區端的社區照顧關懷據點政策，或是由各鄉鎮市區的圖書館、社團法人，抑或是社區組織辦理的樂齡學習中心，對於在地老化的目標，多有其各自政策貢獻之處。但是兩政策在十多年的推動下，加上2016年的長照2.0政策推動後，許多政策都期待社區組織能夠執行，確實也對社區組織在推動相關政策時，產生許多需要政策間協調的課題出現。

從相關研究及實務的課題中，會發現許多高齡照顧的政策都期待社區組織能扮演更多角色，以及提供照顧服務的功能，但是我國的社區組織畢竟是志願性的組織形式，過度的期待政策由社區組織來推動，就會面臨許多政策推動與整合上的課題需要進一步思考，包含：社區能量不同、社區提供服務的專業知能不足、社區站務經營、志工經營管理、政策多元目標的滿足等不同的問題。

高齡社會下的政策整合課題

社區照顧
關懷據點 | 樂齡學習中心 | 巷弄長照站

 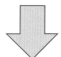

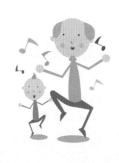

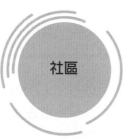

社區

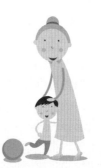

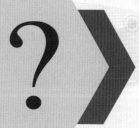

社區遇到的推動問題：
1.社區能量不同
2.社區提供服務的專業知能不足
3.社區站務經營
4.志工經營管理
5.政策多元目標的滿足

Unit 10-2
中高齡人口各階段的政策適用性

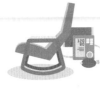

從我國各部會的高齡照顧政策觀之，對於高齡人口群介入最早的就屬教育部的「樂齡教育」政策。該政策主要關注55歲以上的高齡人口群，透過各類樂齡教育的課程，提供中高齡人口在退休後，如何參與各類課程，達到活躍老化的目標。

就一個人的生命歷程來說，因為醫學科技的精進，讓一般人的平均餘命持續地往後延伸，這也讓國人在55歲，甚至65歲退休時，仍然可以保持良好的生理狀態，度過退休後的第三人生。而每個人對於自己要過怎樣的第三人生，都有不同的想像與定義，但可以肯定的是，大部分的國人，在退休後到84歲的這段時間，都可以保持良好的健康生理狀態，能夠有超過20年的時間，享受退休生活。

因此，鑒於國人的生理健康程度，以及退休後的第三人生狀態，如何妥善的推動各項高齡照顧政策，針對不同階段的中高齡人口族群，就會變成各項高齡照顧政策相互間，能否妥善相互整合、連結，相互發揮最佳的政策綜效的關鍵所在。

對於進入第三人生的中高齡族群來說，大致可將其年齡區段，再區分為：55-74歲、75-84歲、85歲以上的三個年齡區段。綜合我國各項高齡照顧政策，並根據各年齡區段的健康程度推估，可將不同年齡區段對於高齡照顧的主要目的，進行分類，分別為：

一、55-74歲的活躍老化階段

此階段主要是在建立中高齡者自我健康照顧管理的相關知識，強化其自身的自我健康意識，讓其未來能夠儘量延緩進入失能的可能，即進入失能後的時間。此階段的政府政策介入，應以教育部的「樂齡教育」政策為主。

二、75-84歲的預防照顧階段

此階段的族群主要可能多以健康、亞健康為主，許多此族群的高齡者，可能會因為生理機能的退化緣故，而產生些微的生理疾病。此階段可透過預防照顧的健康促進課程，協助提升及維持此族群的肌耐力與生理機能，延緩其進入失能的狀態。此階段的政府政策介入，應以衛福部的「社區照顧關懷據點、預防及延緩失能照護方案」政策為主。

三、85歲以上的長期照顧階段

此階段的族群，因為老化的緣故，失能比率會大幅提升。針對此族群的主要照顧策略，則是因為失能比率的大幅提升，而需要加強對於此族群的長期照顧服務，藉以提供其相關所需的照顧服務需求。此階段的政府政策介入，則以衛福部的「長期照顧」政策為主。

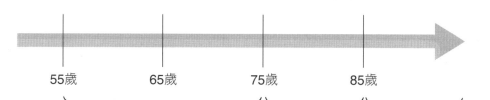

中高齡人口各階段的政策適用性

55歲　　　　65歲　　　　75歲　　　　85歲

族群生理特性：健康居多
政策介入目標：建立自我健康管理知識
適合政策：教育部樂齡教育政策

族群生理特性：健康、亞健康居多
政策介入目標：預防及延緩失能
適合政策：衛福部社區照顧關懷據點、預防及延緩失能照護方案

族群生理特性：失能、失智居多
政策介入目標：長期照顧
適合政策：衛福部長期照顧政策

129

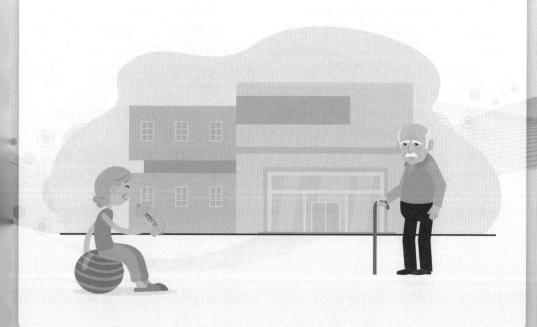

Unit **10-3**
樂齡學習的政策推動價值

2008年教育部因為臺灣高齡社會的人口結構變遷，推出樂齡教育的政策計畫，透過全臺設置成立樂齡學習中心、樂齡大學，推廣成人終身學習及繼續再教育的政策目標，希望協助中高齡族群在邁入長期照顧階段前，透過樂齡學習教育的參與，實踐活躍老化的價值。

教育部在十多年的樂齡教育推動過程中，也發展出若干各樂齡學習中心辦理的經驗，包含：課程教學模式、樂齡學習規劃師培養制度、樂齡學習課綱設計、教師教學反思等內容。雖然衛福部的社區照顧據點政策早於教育部的樂齡教育政策，但社區照顧據點雖有健康促進課程，但因偏重社區端服務提供的內容，所以對於社區端健康促進課程的內容設計、師資品質上，並無過多的著墨。

面對高齡社會來臨，不同部會切入的政策面向會因為部會專業的不同而有所不同，雖然樂齡教育與社區照顧據點政策都是在社區端做政策介入，但是樂齡教育以終身成人教育為主要政策目標，而社區照顧據點則是以服務提供為主要政策目標，這也讓兩個政策呈現出不同的內涵。

然而，在2016年長照2.0政策推動後，衛福部陸續推出許多社區端的高齡照顧政策，政策內容多是以社區端的預防照顧及健康促進課程居多，但因為

過去十多年社區照顧據點政策推動過程中，並無過多著墨在社區端課程的規劃、設計與師資培養上，這也導致相關政策推動後，社區端的高齡照顧課程推動時，出現許多待解決的課題，而相關課題也正可從樂齡教育的推動經驗來提供參考。

彙整樂齡教育的推動經驗，在社區端的課程推動上，可於以下若干部分提供現行衛福部、原民會、客委會、農委會相關高齡照顧課程推動之參考。

（一）**課程教學模式**（**教學**123）：樂齡教育的重要推手中正大學總輔導團，根據成人教學理論，規劃樂齡教育教學模式——123教學模式，該模式認為每一門樂齡教育的課程，應該要以「1－每個單元探討一個重點；2－針對該授課單元設計兩個教學活動；3－該單元結束後，學員回去能夠有三個應用的行動策略。」

（二）**樂齡學習規劃師培養制度**：樂齡教育政策每年度透過「樂齡規劃師」的培訓課程，訓練各地區於樂齡中心授課的師資，藉以優化與提升樂齡教育的整體師資品質。樂齡規劃師也成為各地樂齡中心，聘用課程授課講師的重要依據。

（三）**樂齡學習課綱設計**：各樂齡中心的課程安排與授課教師的排課，都需要授課教師提供四至十二週不等的教

學課綱,此方式不僅讓授課講師能夠有計畫性的安排其未來的授課進程,同時也能夠讓樂齡中心學員瞭解,該門課程可能的授課內容與方式,提升整體課程的授課與學習效益。

(四)**教師教學反思**:樂齡中心的每門課程都會要求授課教師進行簡易的教學反思,透過教學反思授課教師能夠瞭解其過去四至十二週的課程,是否有需要調整教學策略之處,以作為授課教師下一次授課的調整依據。

(五)**系統性的課程規劃**:樂齡中心的課程規劃,都需要區分為核心課程、特色課程、自主學習課程、貢獻服務課程等不同面向,進行各系列課程的規劃,而這樣的課程規劃模式,是根據活躍老化理論所設計而成,能夠提供全臺各個樂齡中心,在課程安排與規劃上的依據,也能夠提供中心學員有系統性的學習課程。

樂齡教育政策在十幾年的推動經驗中,於課程教學模式、樂齡規劃師培養制度、課綱設計、教師教學反思、系統性的課程規劃等五面向,確實有其推動的實證經驗基礎,並能夠整體提升樂齡學習課程的品質。樂齡學習於社區端課程上的推動規劃與經驗,也確實是能夠提供給現行許多部會的高齡照顧課程推動之參考。

樂齡學習政策推動之經驗參考

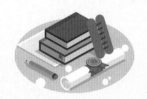

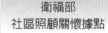

政策推動價值
課程教學模式
樂齡規劃師培養制度
課綱設計
教師教學反思
系統性的課程規劃

教育部
樂齡學習
政策

衛福部
社區照顧關懷據點

衛福部
巷弄長照站

衛福部
預防及延緩失能

客委會
伯公照護站

原民會
文化健康照顧站

農委會
綠色照顧

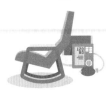

Unit 10-4
在地化的長照與樂齡政策合作模式

衛福部的社區照顧據點、巷弄長照站政策，以及教育部的樂齡學習政策，是我國已經推動多年的高齡化政策，雖然分屬兩個不同的部會，但是政策的推動模式，都是高度仰賴地方社區組織或公民團體的協力，由地方社區組織及公民團體，共同協力推動相關政策服務內容。

因為政策實際執行的狀況，也讓樂齡學習的課程與許多社區端的健康促進課程融為一體，加上樂齡學習中的社區擴點策略，往往讓現行社區端在執行各項政策時，都會視為同類型的政策資源，在社區端進行課程的開設與服務的提供。因此，對於社區端實際執行政策服務的組織及參與的學員來說，往往可能會將相關政策混淆，無法明確清楚瞭解哪些服務是屬於哪些政策項目，而該政策的目標為何。

同樣是期待由在地公民團體或是社區組織來提供服務，雖然屬於不同的部會政策，但進到在地的社區端時，對於社區民眾來說都是政府的政策服務，如何有效實踐與達成不同的政策目標，往往都是依賴在地執行團隊自行規劃，並於執行過程中進行內部的釐清。

面對未來高齡社會人口增加的必然趨勢，前述提及的衛福部社區照顧據點、巷弄長照站政策，以及教育部的樂齡學習政策，勢必在未來的政策推動過程中，需要進一步釐清與思考相關政策於社區端推動時的角色定位，與政策間如何形成相互整合與合作的可能性。

從社區端的組織的參與成員與相關照顧課程的學員來看，大致可將前述成員區分為不同的年齡區段。以現行多數社區的現況來說，社區組織的參與成員，如：社區幹部、志工等多數年齡區段是在中高齡階段（50-74歲間）；社區內照顧課程的學員，則是以高齡者居多（75歲以上）。進一步將社區的主要參與對象，與教育部及衛福部政策的目標相互對應後，可以發現長照與樂齡學習的政策，在社區端的推動過程中，可以將對象做一定的區分。

樂齡學習的課程服務可以針對社區組織幹部及志工，這群以中高齡為主的族群，藉由樂齡學習的課程，建立其貢獻服務與自我照顧等相關的基礎觀念與意識；而社區照顧及長照服務，則是可以針對社區內75歲以上的長輩為主，協助這群長輩建立預防照顧的概念，並且提供輕度失能、失智的長輩，於社區內有長期照顧服務可以使用。透過針對不同對象及服務的介入，能夠讓兩個部會的三項政策於社區端進行不同對象的服務，並且將政策的服務對象作區分，透過不同政策的整合，在社區端提供不同年齡族群的連續性服務模式。

在地化長照與樂齡的整合推動模式

教育部
樂齡學習政策

社區幹部、志工
（50-74歲）

政策目標
建立其貢獻服務與自
我照顧等相關的基礎
觀念與意識

<u>社區</u>　世代遞移

衛福部
社區照顧關懷據點

社區長輩
（75歲以上）

衛福部
巷弄長照站

衛福部
預防及延緩失能

政策目標
建立預防照顧的概
念、提供長照服務

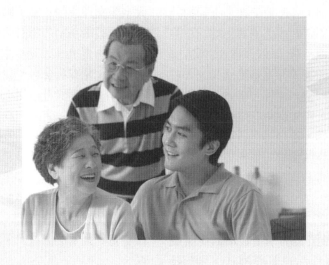

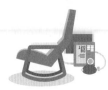

Unit 10-5
社區端政策未來整合的可能性途徑

圖解長期照顧

134

從前述章節對於中央各部會相關高齡照顧的政策彙整後，可以發現近幾年中央各部會，針對其部會的對象分別推出若干政策，希望能夠於高齡社會下提供其政策對象相關的照顧服務。而綜觀各部會的政策內涵，許多政策都是進到社區端，期待社區組織協助提供相關政策服務，而這樣的政策推動模式，在社區端也需要進一步面臨相關推動課題，如：不同政策於社區內的推動整合等課題。對於社區組織來說，都是政府的政策資源，而不同政策所欲推動的服務內容也多以社區端照顧課程為主，如何有效建置一套在地化的整合模式，就成為不同部會的不同政策，如何發揮政策整合綜效的關鍵所在。

暨南大學、埔里基督教醫院、愚人之友基金會於 2017 年開始，有鑒於臺灣高齡社會下，各部會於在地推動的社區端照顧政策議題，透過與在地社區共同行動過程中，嘗試從社區端的需求出發，發展更能夠讓社區組織簡易加入在地照顧行列的模式。綜合前述三個組織的行動經驗，可以發現在地化社區端政策整合的途徑，可以提供社區組織有更便捷的資源連結模式，並形成在地化的跨組織、跨專業資源整合的可能性，就其經驗來說，於在地化的社區端整合中，需要關注以下幾個課題：

（一）**參照樂齡學習政策價值發展高齡照顧課程品質管理模式：**目前社區端的各項高齡照顧政策與服務中，僅教育部的樂齡學習政策，對於進入社區端的課程架構、師資、課綱、教學方式等內容，有發展明確的架構，藉以維護及提升樂齡學習課程的授課品質。衛福部、原民會、客委會、農委會雖然也同樣推出許多政策，但是相關政策內容僅提供社區組織開設相關照顧課程，對於課程的品質把關並無太多著墨，也導致許多照顧課程無法有效發揮該課程的價值。因此，社區端的相關課程，應該參照樂齡學習的經驗，發展各類課程品質管理模式。

（二）**建立在地化照顧課程師資培育發展機制：**目前僅教育部的樂齡學習有推動樂齡規劃師的培訓與認證機制，以及衛福部的預防及延緩失能有進行模組師資的認證。而在社區端提供最大宗照顧課程的社區照顧據點與巷弄長照站政策，卻對於相關課程的師資並無進一步的要求，以及規劃政策方案協助培養在地化有品質且受認證的師資，這也讓承辦政策的社區組織，僅能靠自身的資源網絡尋找有品質的師資進入社區授課。以社區照顧據點及巷弄長照站兩項政策來說，主要都是希望提供預防照顧的課程，因此應該要參照樂齡學習對於師資培育及認證的模式，發展相關課程師資認證與培育機制，以提供社區組織有良好品質的師資可引進到社區內授課。

（三）發展整合各項社區端照顧課程的數位化系統：對於社區組織來說，辦理社區端的照顧課程，需要定期的排定各項課程的師資。從暨南大學、埔里基督教醫院、愚人之友基金會協力社區的經驗中，可以發現透過在地化師資整合資訊系統的開發，可以將在地區域內能夠至社區教授照顧課程的師資，整合進入資訊系統中，讓社區透過資訊系統來協助調派師資與排定課程，將可以大幅減少社區組織每個月排課的行政成本；同時，也能夠透過系統的運用，將有品質及通過認證的師資放進系統中供社區選取，作為在地高齡照顧師資的品質篩選與把關途徑。

社區端政策未來整合的可能性途徑

政策項目

- 教育部 樂齡學習政策
- 衛福部 社區照顧關懷據點
- 衛福部 巷弄長照站
- 衛福部 預防及延緩失能
- 客委會 伯公照護站
- 原民會 文化健康照顧站
- 農委會 綠色照顧

整合 →

政策途徑

高齡照顧課程品質管理模式
包含：
課程架構、師資、課綱、教學方式

＋

照顧課程師資培育發展機制
包含：
講師培養、認證機制

進入 →

社區端照顧課程的數位化系統
包含：
課程安排、講師派課

長輩

服務 ↑

使用 ↑

社區

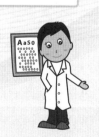

135

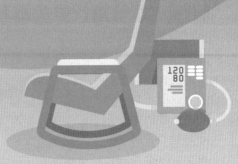

第 **11** 章

長期照顧與社會經濟組織的型態

●●●●●●●●●●●●●●●●●●●●●●●● 章節體系架構 ▼

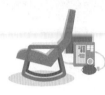

Unit 11-1
理解當代社會福利政策的理論途徑

政治、經濟、社會是理解當代社會發展的三大理論學科，不同學科對於社會發展的理解有不同的角度與理論立場。不同的學科理論相互組合後，又可以形成理解社會發展的不同理論視角，如：政治經濟學、政治社會學、經濟社會學等。社會福利政策因為牽涉到社會問題的解決、政策制定的權利過程，以及社會福利支出財務成本計算的經濟問題，這也讓社會福利政策能夠從不同的學科理論基礎來分析理解。

當代社會福利政策的理解途徑，大致可以總結為：政治經濟學、道德經濟學、混合經濟學、社會經濟學等四大途徑。

一、政治經濟學

此理論的核心分析概念是福利國家，討論國家的經濟公平性與分配的平等議題，從歷史制度論與新馬克思主義的理論途徑，分析國家制定福利政策的權利過程。

二、道德經濟學

此理論的核心分析概念是福利社會，討論社會發展的一致性，以及社會中各群體發展的狀況，從多元主義與社群主義的理論途徑，討論社會中的公民社會與社群發展。

三、混合經濟學

此理論的核心分析概念是福利混合，討論服務提供的經濟效率，以及服務提供組織運作的效能，從制度經濟學與非營利組織管理的理論途徑，討論民族國家與人群服務組織的福利服務提供模式。

四、社會經濟學

此理論的核心分析概念是福利網絡，討論政策的社會正義與社會融合議題，從文化制度主義與建構主義的理論途徑，討論社會服務系統與社會中參與福利服務的社會團體。

不同的理論觀點提供理解社會福利政策的不同途徑，政治經濟學是理解國家政策制定的權力互動過程；道德經濟學則是理解公民社會與志願組織自發性參與福利服務提供的最佳途徑；混合經濟學則是在新管理主義浪潮下，提供瞭解福利多元主義的途徑；社會經濟學則是理解政策服務網絡的理論途徑。每個理解社會福利政策的理論途徑，都有其分析的角度，有其看待真實社會世界的價值，當然也有其侷限，端看每一位想要理解真實社會的研究者，期待用什麼角度看待世界的什麼議題。

當代社會福利體制發展的不同分析途徑

	政治經濟學	道德經濟學	混合經濟學	社會經濟學
核心分析概念	福利國家	福利社會	福利混合	福利網絡
基本理論架構	歷史制度論、新馬克思主義	社群主義、多元主義	制度經濟學、非營利組織管理	文化制度主義、建構主義
規範性的承諾	經濟公平性、分配的平等	社會一致性、社群發展	經濟效率、組織的效能	社會正義、社會融合
主要分析單位	民族國家、社會政策	公民社會、社群	民族國家、人群服務組織	社會服務系統、社會團體

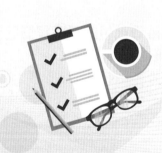

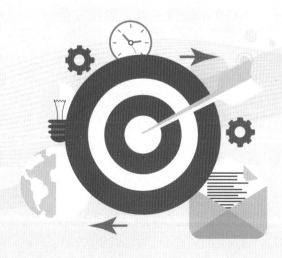

Unit 11-2
資本主義市場經濟帶來的難題

資本主義歷經三百多年的發展，不僅成為人類社會主要的經濟運作模式外，同時也成為政府管理及政府政策推動的主要思維模式。資本主義原本期待透過市場經濟的運作，在一個完全競爭的市場中，讓所有的供給者在市場中競爭，藉由競爭的過程促使供給者提升服務或是產品的品質；而需求者可於市場中獲取到最佳的產品或是服務。同時，人類社會也會因為市場的運作，從中獲取薪資，進而提升改變人類社會的生活品質。

然而，從近百年來的資本主義市場經濟發展歷史中，卻發現資本主義的運作，雖然為人類社會帶來大量的財富，但卻也在1970年代後，陸續出現許多資本主義社會所帶來的問題。

一、1970年福特主義逐漸產生脆弱性

福特主義開始逐漸產生脆弱性，這個脆弱性的經濟系統在八大壓力下逐漸產生轉變，這些壓力包含：1.全球能源價格的上升；2.低工資國家重要性的提升，且新經濟體系的彈性化；3.工資的轉移與全球勞動者的反對聲音；4.沉默資本的減少；5.新技術成長與組織原則不再長期依賴經濟規模；6.混合生產產品的需求下降，與消費者的消費力提升；7.代議民主的衰退；8.法治國家下官僚

體制的沒效率，福利支出的上升，交易管理與開放國際經濟投資的困難性。

二、1980年代雷根與柴契爾的新保守主義

雷根與柴契爾時代所創造的混合式新自由經濟概念，主要是在多元化的資本主義經濟下創造利益成長，創造出不同型態的資本主義，透過不同方式組成資本主義的社會關係，並以不同方式結合成資本主義與非資本主義階層的社會關係。管理主義的興起，讓許多社會服務組織開始加入績效管理的行列，也讓社會服務組織開始以經濟目標審核社會目的的達成，而此方式也成為許多社會服務組織落實課責性的方法，但也產生了此方法是否能夠完整評估組織社會目的的問題。

三、1990年代後的新興經濟社會議題

因為資本主義經濟體制運轉，創造出社會的貧富差距，以及貧富差距對於社會穩定性產生的威脅，且市場經濟對於生態環境與人類生活產生許多威脅，尤其是倫理議題最受關注。同時，資本全球化的流動，使得資本主義的市場經濟運作體制因為在世界各地出現災難，各界也開始出現檢討的聲音，如何尋找出一個替代性或是補充性的經濟運作模

式，來解決資本主義市場所面臨的種種困境，成為各個領域所關注的重點。

也正因為前述市場經濟體制帶來的種種現象，使得我們所生存的經濟世界中出現了一種新的經濟現象——「流氓經濟」，之所以稱為流氓經濟，是因為資本主義市場強調的利益極大化，使得部分人們開始以非法或不道德的手段賺取自身的利益，而這樣的賺取方式卻造成其他或大部分人的利益損失，這樣的流氓經濟模式有：性交易、毒品交易、軍火交易、賭博、販賣菸草、血汗勞工等現象的出現。

進入20世紀後，市場經濟帶來接連的經濟危機，使得市場中的弱勢群體需求無法獲得滿足，加上凱因斯學派福利經濟學的出現，以社群治理為中心的社會經濟模式又再受到關注。如何重新找尋一個新的經濟運作模式，來補充社會發展過程中的需要，藉以減少或降低資本主義市場經濟為人類社會所帶來的傷害。

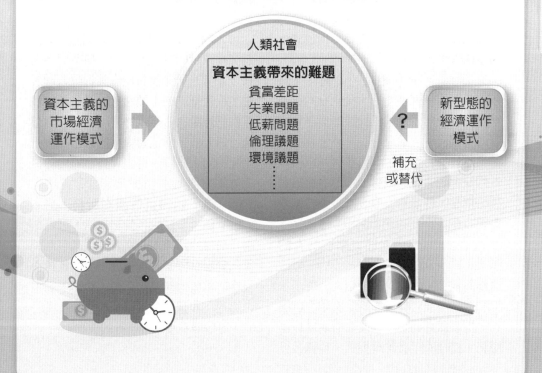

資本主義市場經濟帶來的難題

人類社會

資本主義帶來的難題
貧富差距
失業問題
低薪問題
倫理議題
環境議題
……

資本主義的
市場經濟
運作模式

新型態的
經濟運作
模式

？

補充
或替代

Unit **11-3**
資本主義市場下的長照難題

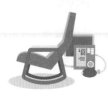

142

　　資本主義市場經濟下，在市場中提供服務或是產品的組織，關心的是組織如何從市場中獲取利潤，而對組織來說更為重要的是需要盡可能地把成本降低，因為這樣組織所獲取的利潤才能夠極大化。而這樣的市場經濟思維，不僅是在市場中營利組織的最主要運作邏輯，同樣也在非營利組織的管理中蔓延開來。

　　社會福利政策自從走向福利多元主義後，許多非營利組織共同參與了福利服務的提供，也因為政府新管理主義的思維作為服務委外的主要政策邏輯，這也讓市場經濟的組織運作邏輯，成為許多社福類非營利組織的主要運作模式，而這樣的模式也產生了一些問題。

　　（一）**非營利組織使命飄移**：許多非營利組織因為開始承接政府的福利服務方案後，非營利組織開始提高對政府的依賴程度，進而有許多非營利組織是依賴政府在維生，導致非營利組織本身的社會使命開始飄移，從原本組織的原始使命，轉變為因應政府委外方案的需要，而有新的組織使命出現。

　　（二）**成本考量後忽略弱勢者的需求**：非營利組織因為以市場的成本效益作為組織的內部管理邏輯後，許多非營利組織僅願意在成本低的區域提供服務，而不願意到服務成本高的地區提供服務。這樣的組織管理模式，也讓各界開始懷疑這類型非營利組織成立的目的為何，因為過度的經濟管理手段，而忽略了原本處在社會弱勢者的需求，導致服務成本高的地區的弱勢者，需求無法被滿足。

　　（三）**忽略服務人才的培養**：許多以經濟效益考量為出發的非營利組織，因為考量大部分的政府委外方案，都沒有給予人才培育的相關費用，導致這類型非營利組織不願意花費自己的心力在組織人才的培養上，而是挖角其他組織培養後的人才，來到自己的組織提供服務，這也形成組織間惡性挖角的醜態出現。

　　（四）**工作人員的薪資回捐**：因為許多政府的方案僅補助人事費與業務費，並無補助非營利組織其行政管理費用，或是補助的金額過低，這也讓許多非營利組織為了組織的營運，而採用最快速的方式，就是請組織的員工回捐一定比例的人事費，這也導致組織內的員工勞動權益遭到剝削的問題。

　　（五）**組織挑選個案服務**：許多提供同類型服務的非營利組織，因為所屬在同樣的區域內，而有些組織會考量每一個服務個案的服務成本，刻意挑選服務成本較低的個案來提供服務，而這也忽視了非營利組織原始成立的社會目的，導致個案受到不平等的服務對待。

前述所提及的問題，不僅是在許多社福型的非營利組織內出現，在長照2.0政策推動後，因為各區域都積極的布建長照資源，希望能夠滿足各地的長照需求。在資源布建的過程中，也常常發現前述的問題不斷的在長照服務組織內出現，許多偏遠地區往往都因為組織考量成本過高問題，而不願意前往提供服務，導致長照資源分布不均。而長照資源充足的地區，則是會出現長照服務組織相互間爭搶個案的現象。

是以，在資本主義市場經濟的運作邏輯之下，確實會發現長照服務組織若是過度的市場考量，將會不斷的出現許多服務上的重要課題需要解決。如何兼顧服務品質與個案的服務權益，跳脫資本主義市場經濟的思考邏輯，重新發展一套適合非營利組織的經濟運作模式，或許是解決相關課題的新興途徑。

資本主義下的長照難題

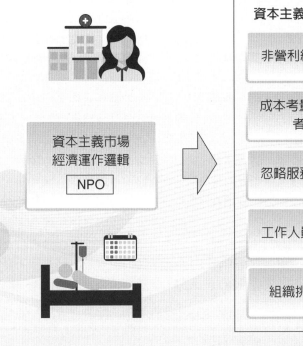

資本主義下的長照難題

資本主義市場經濟運作邏輯

NPO

- 非營利組織使命飄移
- 成本考量後忽略弱勢者的需求
- 忽略服務人才的培養
- 工作人員的薪資回捐
- 組織挑選個案服務

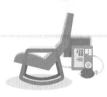

Unit 11-4
社會經濟的發展脈絡

自由市場經濟體制下，政府因為資本快速流動，租稅的減少使得政府財政吃緊、社會問題不斷發生，政府沒有足夠的預算解決社會所發生的問題，1920-1930年代全球經濟危機、1970年代失業危機與1980年代福利國家危機，在在顯現出市場經濟體制無法解決資本主義所衍生的社會問題，而社會經濟論點則是去尋求一個替代的方式來解決市場的失靈，其以福利網絡為中心概念，強調服務系統與社會團體投入社會正義的促進與融合，這樣的概念也正可提供社會福利政策另一個替代性的思考途徑。

社會經濟自19世紀以來的發展歷程，可分為四個階段：

一、第一階段的社會經濟組織是互助支持組織（mutual support organizations），於1840年代到1850年代之間，工匠團體面對市場競爭逐漸瓦解而興起的。

二、第二階段則是發生在1873-1895年，因為集中型（資本密集）的資本積累模式之興起，小型的農工生產者組成農業合作社或是儲蓄合作社來降低這種模式對他們的衝擊。

三、第三階段是1929-1932年全球經濟大恐慌，一般民眾透過組成食物消費合作社或是住宅消費合作社來取得可以負擔的生活必需品。

四、第四階段則發生在1970年代，是為了回應大量生產的經濟危機，以及福利國家負擔過重的危機。

社會經濟學在近代受到社會學界的關注，主要在於資本主義社會的運作中，產生許多社會排除的現象，包含：金錢的短缺、缺乏權力、教育的弱勢導致缺乏文化資本、沒有住宅的保障、感受到社會的拒絕、缺乏參與決策的機會與管道等。社會經濟學具備地區性、鄰里性的特性，因此其主要為地方層級非營利組織的經濟活動的結合，透過不同NGO提供社區成員不同的活動，結合不同文化與經濟背景的團體共同參與，並培力人們參與組織運作的實務過程，建立民眾與團體間的互助及信任關係，藉此解決地方的社會排除問題。

從歐洲推動社會經濟的經驗中得知，社會經濟的運作需要有第一、二、三部門間的夥伴合作，而相互間需要依賴社會資本的連結，讓地方社區能夠推動社會經濟模式，政府則須創造有利的政策來培植、鼓勵地方民眾一起參與社會網路，並支持第三部門參與聯盟，共同強化社會資本打造有利社會經濟運作的環境。正因具備前述高度彈性化的元素，第三部門能夠有效結合不同的行為者，共同因應解決地方性所發生的問題，而政府則是需要提供第三部門參與社會經濟運作的制度環境，這也讓社會經濟學具備有「網絡」的特質。

社會經濟與市場經濟的比較分析

面向	市場經濟（主流經濟）	社會經濟（替代經濟）
空間尺度	區域、全球	地方接觸
合作單元	單一	多元
發展規模	大規模	小規模
組織合作方式	競爭	合作
運作模式	中心	去中心
發展定位	私人定位	社群定位
目標	賺取利潤	解決社會問題
方法	利潤極大化、競爭、中心化、非社會鑲嵌	利潤最適化、合作、去中心化、社會鑲嵌
組織型態	私人定位、管理導向	社群定位、社群導向
與環境關係	非永續	永續

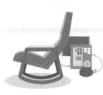

Unit **11-5**
社會經濟學的治理特質

社會經濟學因為具備有網絡的特質，且強調在地區域中的所有行為者共同參與在地事務，而這樣的概念也與2000年後的政府政策推動模式相呼應。「治理（governance）」是新興的政府政策推動模式的概念，此概念認為因為全球化的緣故，政府的權力正在往三個方向轉移，分別是向上轉移到國際組織、向外轉移到非營利組織、向下轉移到地方組織，因為權力的轉移，所以讓政府的政策推動型態走向治理的模式，需要政府與政策的利害關係人共同形成夥伴關係，一同提供各項公共服務。

治理的主要概念在於治理的範圍不再僅限於政府的範圍，而是擴展到公私部門間的夥伴治理，治理強調公民組織發展和公民的積極參與，權力回歸到公民與民間社會上，相對的政府的權力就弱化了，形成政府、公民個人、私部門及非營利組織所共同組成的公共管理主體。治理是由多個行為者所組成，其中包含了上述所提及的政府、公民個人、私部門及非營利組織，因此治理即形成平行發展、互動多樣的社會網絡組織，在網絡中形成互惠合作的結構，表現出縱橫交錯的形式。

而這也正是社會經濟學所要強調的概念，從相關的理論爬梳過程中，也可發現社會經濟不同於市場經濟的運作邏輯，社會經濟的運作方式是呼應治理的概念，強調行為者間相互合作、彈性、分權的核心概念，並且依賴公民社會的

力量，共同與政府形成夥伴關係，建立在地的社會資本，來因應與解決在地所面臨的各項議題。

而當代的治理結構，也會因為運作模式的差異性，以及運作組織對於議題解決的主導性差異，而產生市場、科層體制、網絡三種不同的治理運作模式，而社會經濟則是比較貼近網絡治理的運作體制模式。

（一）**市場治理結構**：政府所提供的公共服務，將取決於大眾的實際需求。市場在治理的系絡中存在著許多意義：1.市場被視為一種資源配置的機制，在這種理想化的形式下，決策反而是在上層政策結構的框架中所制定；2.市場作為經濟行動者的交易場域，但如此將顯示出一項問題，行動者在市場內的個體化行動，會讓行動者僅追求自身利益，而忽略公共利益。

（二）**科層體制治理結構**：藉由垂直整合的結構型態來進行治理，是民主國家之政府和官僚體系的理想化模式。而科層體制在許多地方遭受到批評，但是基於以下理由斷然放棄科層體制作為一種治理架構是不恰當的：1.許多人聲稱制度和組織已趨向於水平化發展，但這樣的架構和實際政治與制度之間格格不入，不可能持續存在；2.科層體制可以作為比較標竿，用來評估新出現的治理型態及檢驗科層體制的本質；3.科層體制仍會在許多國家和制度的系絡中扮演重要的角色。

（三）**網絡治理結構**：將關係密切的政策社群連結成單一議題的聯盟，而其重要性會隨網絡的凝聚程度而改變。在新治理概念下的網絡，係根據參與之行動者的偏好來管制和調節政策陣線，而不是處處顧及政府的政策。然而在此治理結構下，將會出現以下嚴重後果：1.政府政策將會被網絡中以自我利益為考量的行動者所形塑，而不是由最大多數人的利益來決定；2.當國家想要變更政策方案時，網絡會加以干預，以杜絕政策陣線被攻陷的機會；3.當網絡有效控制政策陣線時，公民仍會要求國家為政策負責。

治理與統治的概念差異

項目	統治（government）	治理（governance）
參與者	公部門	公、私部門或兩者合作
參與者關係	命令服從	權力互賴
權力的掌控	集權式	分權式
權力的運作	由上而下	上下互動
管轄範圍	國家領土內部	跨越國界的
領導方式	注意權威	注意指導
權威基礎	法規命令	公民認同與共識
特質	強調制度、具強制性	強調過程、具自願性
理論觀點	以國家為中心，從政府觀點思考社會政策	國家與公民社會各自享有自主性，兩者相互依賴與合作

三種治理模型比較：市場、科層體制與網絡

	市場	科層體制	網絡
規範的基礎	契約—所有權	固定關係	互補優勢
溝通工具	價格	例行規則	關係
解決衝突的方法	討價還價	行政命令監督	講求互惠原則強調彼此信任
彈性化程度	高度	低度	中度
承諾度	低度	中度	高度
組織氛圍	嚴肅和（或）多疑	正式的官僚的	開放式的互利共存的
行動者的偏好或選擇	獨立自主	依賴	相互依賴

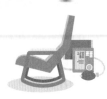

Unit 11-6
社會經濟的組織型態

148

社會經濟的理論途徑實踐於人類生活中，早在19世紀的歐洲就陸續發生，而且還持續延續到現今。社會經濟的理論途徑的具體實踐，可以從組織設計的角度來探討。社會經濟的核心概念就是以經濟手段來解決社會問題，或是滿足組織的社會目的，總結過去的運作模式，大致可以將社會經濟的組織型態，區分為以下若干種型態：

一、社會企業

社會企業可說是近年最常聽見的名詞，也是近年常見的社會經濟組織型態。社會企業的組織型態主要是依據「營利組織」的型態來設計，透過商業營利的手段，來獲取利潤，以滿足社會問題與社會目的。各國的社會企業型態不同，有的國家採設置社會企業專法，作為社會企業組織設立的依據，我國則是沒有設立社會企業專法，而是以《公司法》來作為社會企業設立的法源依據。要設立社會企業的組織，透過《公司法》的相關規定設立，並於其公司章程中宣告所設立的公司組織為社會企業，且通過政府機關的認定，即為社會企業公司的組織型態。這類型組織型態早在1990年代後，成為國內許多社福型非營利組織的發展樣態，這類組織希望透過成立社會企業，來多元化非營利組織的財務來源。

二、社區產業

社區產業的型態主要是以社區為單位，在我國則是多由社區發展協會來推動，過去在社區總體營造的政策中，也多有鼓勵社區發展社區產業的政策引導機制。社區產業的主要運作目的，是希望透過社區的力量，集結社區內的產業，以社區為平臺，帶動社區產業的發展。或是社區透過產業的發展，成為社區籌措自有財源的主要方式，再將社區產業所賺取的營收，投入在社區的福利服務上。

三、社群經濟

社群經濟則是沒有一定的組織型態，由區域內願意產生合作關係的組織或是利害關係人共同組成，形成區域內的社群合作關係，共同針對區域內的公共事務或是議題，貢獻組織各自的專長與技術，形成社群內的經濟合作模式，並產生經濟收益後，回歸來解決社群所關心的議題，這是一種非正式的社會經濟合作關係，依賴社群的社會資本力量來運作。

四、團結經濟

團結經濟常以合作社作為一種經濟運作的組織型態，強調社群間的團結和共好，並且在產品的生產和製作過程中納入環境友善的要素。許多團結經濟合

作社的目的是強化地方循環經濟，即在地生產、在地加工、在地銷售，將產值留於在地，高度具有在地性的特質，而且關注的是社群所在意的環境議題，透過團結合作的方式，發展組織對應環境議題解決的經濟運作模式。

五、合作經濟

合作經濟就是合作社的運作核心精神，其所關注的是合作社社員的權利、義務關係，合作社最大的特色就是撤除一般企業大股東、小股東之間的權力不對等關係，在合作社的運作模式中，只要擁有股份的股東，無論是大股東或是小股東，在合作社內都具備有同等的決策權力。合作經濟發展最為蓬勃的就屬加拿大魁北克地區，該地區的工人銀行就是以合作經濟的方式在運作；臺灣最著名的合作社，就屬主婦聯盟消費合作社。

社會經濟的不同組織型態

類型	社會企業	社區產業	社群經濟	團結經濟	合作經濟
組織形式	公司	社區	無正式組織型態	合作社	合作社
運作理念	以營利公司的運作模式，來滿足社會企業公司的社會目標。	集結社區內部的產業，以社區為主要平臺，透過產業銷售獲得收益，提升社區內產業收益或是滿足社區福利服務開支。	區域內各類型組織因應特定關心的議題，共同發展經濟行動來解決議題，以社會資本為運作基礎。	強調社群的團結共好，經濟模式的發展會伴隨環境的議題而生。	關注社內成員的權利、義務關係，社員都具有平等參與決策的權力。

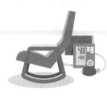

Unit 11-7
長照服務的社會經濟組織

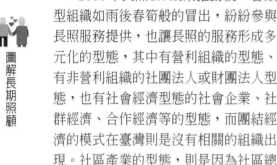

2016年長照2.0政策推動後，各類型組織如雨後春筍般的冒出，紛紛參與長照服務提供，也讓長照的服務形成多元化的型態，其中有營利組織的型態、有非營利組織的社團法人或財團法人型態，也有社會經濟型態的社會企業、社群經濟、合作經濟等的型態，而團結經濟的模式在臺灣則是沒有相關的組織出現。社區產業的型態，則是因為社區總體營造及農委會水土保持局的農村再生計畫緣故，在臺灣也有超過10年以上的發展。

綜觀長照類型的社會經濟組織，主要存在臺灣社會環境中運作的，有社會企業、社區產業、社群經濟、合作經濟四種型態。

一、社會企業

社會企業型態是現行長照領域中，最常見的社會經濟組織型態，許多年輕世代因為過去在非營利組織內工作，熟悉高齡社會議題後，離開非營利組織以社會企業的型態創辦公司，提供滿足高齡社會議題的各項創新服務，如：銀享全球、串門子社會設計、愛蔓延社企、微家盟社企等公司。另外，也有因為本身是長照服務專業領域的人士，創立社會企業公司提供相關服務，如：窩心生活事業、優照護、幸福村等公司。

二、社區產業

社區產業型態在我國主要是在農村社區較為常見，因為2008年後農委會水保局推動農村再生計畫，大力協助農村社區發展社區產業。同時也因為農村高齡化議題嚴重，所以讓許多農村社區早期發展社區產業時，就是希望透過社區產業獲取收益，再回饋到社區辦理社區照顧關懷據點，協助照顧社區內的長輩，而這樣的模式也延續到2016年之後的巷弄長照站辦理上，許多農村社區都會透過社區產業的運作，將收益回饋到社區內的福利服務。較為著名的社區，有彰化縣埔鹽鄉大有社區、南投埔里鎮珠仔山社區、南投魚池鄉澀水社區、雲林麥寮海豐社區等。

三、社群經濟

社群經濟的運作模式在我國較為少見，主要是因為此種運作模式需要依賴非正式的合作關係，且需要高度仰賴地方的社會資本能量，其中透過社區貨幣的方式來建立社群經濟的運作，在我國仍有些地區在推動，如：屏東小琉球的海洋幣（因應環境保護議題）、臺東蘭嶼的達悟幣（因應在地經濟議題）、南投竹山的光幣（因應觀光旅遊議題）等。而以長照為主要社會目的的社群經濟模式，就屬南投埔里的厚熊笑狗長照創新生活產業的運作模式，透過連結在

地組織形成關注友善高齡及長照的社群網絡，進行相關經濟模式的建立，以滿足在地的高齡照顧需求。

四、合作經濟

合作經濟在長照體系中的實踐，從2016年後就在臺灣各地陸續出現，而成立的組織多數是以關注照顧服務員勞動權益為出發點，成立照顧服務勞動合作社。我國最早以合作經濟模式成立的組織，就是屏東的第一照顧服務勞動合作社，強調參與合作社的照顧服務員都是社員，不僅能夠獲得薪資，同時也能夠獲得股利的發放，大幅提升照顧服務員的薪資水準。也因為第一照顧服務勞動合作社的運作經驗緣故，讓照顧服務勞動合作社在臺灣各縣市快速的增加。

我國長照服務的社會經濟組織案例

類型	社會企業	社區產業	社群經濟	合作經濟
代表案例	・銀享全球 ・串門子社會設計 ・愛蔓延社企 ・微家盟社企 ・窩心生活事業 ・優照護 ・幸福村	・彰化縣埔鹽鄉大有社區 ・南投埔里鎮珠仔山社區 ・南投魚池鄉澀水社區 ・雲林麥寮海豐社區	・南投埔里厚熊笑狗長照創新生活產業 以下為非長照類但有價值之案例 ・屏東小琉球的海洋幣 ・臺東蘭嶼的達悟幣 ・南投竹山的光幣	・屏東第一照顧服務勞動合作社

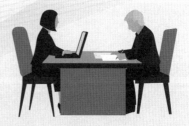

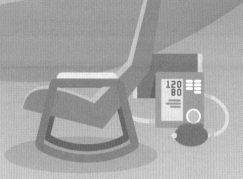

第 **12** 章

長期照顧與數位轉型、科技運用

●●●●●●●●●●●●●●●●●●●●●●●●●●●●●● 章節體系架構 ▼

●●●●●●●●●●●●●●●●●●●●●●●●●●●●●●●●●

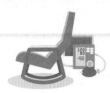

Unit 12-1
數位轉型的時代

資訊科技的發展與進步，堪稱是自工業革命後，為人類社會帶來最大的轉變。隨著4G、5G的架設，加上人工智慧等先進科技的發展，讓許多過去被視為天方夜譚的電影故事，逐漸在人類的社會變成可能，伴隨著硬體的開發，加上軟體程式的演進，都讓人類社會帶來快速的轉變與挑戰。

科技導入在各式人類社會的議題中，成為解決各式社會議題或社會問題的方法，也成為當代社會發展的重要趨勢。如何應用「設計思考（design thinking）」的方法，成為科技與跨領域合作的方法，集合人類社會不同領域的議題，透過人文社會科學專長的社會觀察，來為資訊科技提供可能介入的方向，並發展出解決人類社會議題的新型態科技工具。

科技為人類社會所帶來的數位轉型，近年在人們的生活中持續出現，而最為顯著的科技產品就屬「智慧型手機」。因為智慧型手機的問世，澈底的改變了人類社會原本的生活方式，透過社群軟體的溝通，取代過去電話語音的互動模式；社群軟體的開發，改變人們的工時狀態，下班後可能也需要應付工作上的各式訊息；過去以實體貨幣或信用卡的付款方式也開始轉變，手機的電子支付讓人們不需要再掏出錢包付款。

人類社會的各項轉變，許多都是因為智慧型手機的發明，改變過去手機單純作為溝通的工具。而現今人們生活大小事，都能夠在智慧型手機上完成，澈底改變人類社會的生活模式。而這樣的轉變模式可以說是人類社會自工業革命以來，最大規模且最快速的轉變。

數位轉型也正在臺灣社會中的各個領域內發生，透過數位轉型導入在各個不同類別的產業中，能夠為產業帶來新型態的轉型發展，帶動產業歷經工業革命後的大規模轉型。這樣的情形，不僅是在科技產業、傳統產業、服務產業發生中，同樣也在高齡照顧的長照領域中發生。

歸結近年資訊科技的快速發展，其中有物聯網、人工智慧、區塊鏈、企業資源規劃系統等幾種科技工具，是最常被運用在各領域中，進行數位轉型的運用與發展。而各項科技工具，也因為技術內涵的差異，會有不同的運用方式。

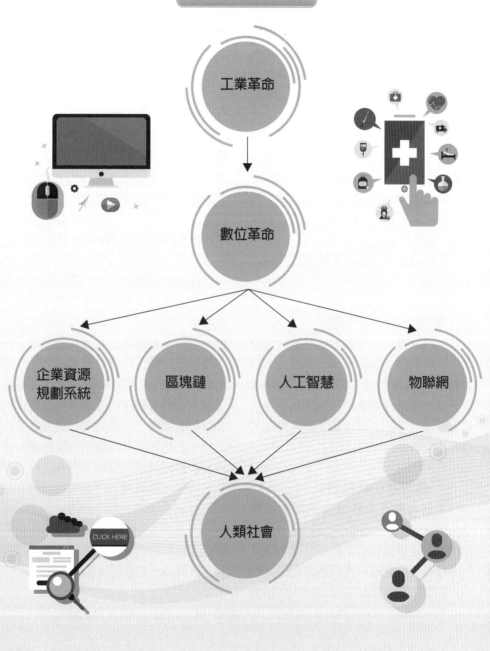

科技社會的工具

工業革命

數位革命

企業資源規劃系統

區塊鏈

人工智慧

物聯網

人類社會

CLICK HERE

第十二章 長期照顧與數位轉型、科技運用

155

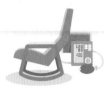

Unit **12-2**
物聯網（IoT）

物聯網（Internet of Things, IoT）的概念是在 1999 年被提出，簡要來說就是「萬物聯網」的概念，將所有物品透過「無線射頻辨識（Radio Frequency Identification, RFID）」蒐集資訊後，再透過網際網路將所有資訊串接，讓所有物品、商品或是事務，彼此進行交流，而這個交流不需要人的干預。簡要來說，物聯網就是利用無線射頻辨識，透過網際網路實現物品的自動辨識和資訊的相互連結與共用。

物聯網具備三個主要特徵與層次，說明如下：

一、全面感知（感知層）

利用無線射頻辨識、傳感器、定位器、二維條碼（QR Code）等方式，隨時針對各類物體進行訊息的採集或獲取。感知包括傳感器的訊息採集、協同處理、智能聯網，以達到蒐集訊息後，進行各項事務的控制目的。

二、可靠傳遞（網路層）

透過各種行動數據和網際網路融合，對接收到的感知訊息進行事實的遠程傳送，實現訊息的交流和共享，並進行各種有效的處理。在這個處理的過程中，通常需要運用到網際網路，將所蒐集到的訊息上傳至雲端。因此，5G 時代來臨後，將會為物聯網帶來更新的革命性數據蒐集、傳輸與使用的方式。

三、智能處理（應用層）

利用雲端計算、模糊辨識等各種智能計算的方式，對隨時隨地所接收到的跨地域、跨行業、跨部門的海量數據和訊息進行分析處理，提升對物理世界、經濟社會各種活動和變化的洞察力，實現智慧科技的決策與控制能力。

在高齡照顧或是長期照顧的領域中，具備有許多感知蒐集的器材，如：血壓機、血糖機等感測器材，過去這些感測器材多是僅停留在蒐集個案身上的各項生理數據，是屬於物聯網的「全面感知（感知層）」的部分。近年，有許多關注在智慧醫療的廠商，也陸續運用物聯網的技術，將前述的感測器材進行串接，將感測器材所蒐集到的數據，透過網際網路傳遞到雲端，再透過程式設計，運用各項數據進行應用，而最常見的就在於「預測」與「預防」的各項智慧科技產品上，藉由物聯網運動器材與健康生理數據的連動、分析，提出預防處方，成為一整套健康管理方案。

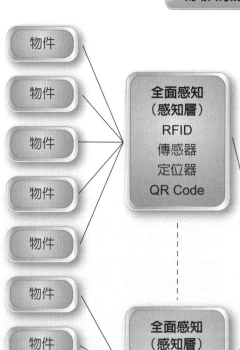

物聯網的操作概念

物件
物件
物件
物件
物件
物件
物件
物件

全面感知
（感知層）
RFID
傳感器
定位器
QR Code

全面感知
（感知層）
RFID
傳感器
定位器
QR Code

可靠傳遞
（網路層）
行動數據
網際網路

智能處理
（應用層）
智能運算

服務方案
（科技運用）
「預測」與「預防」
的健康管理方案

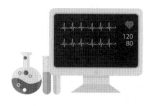
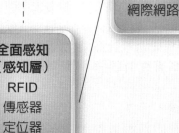
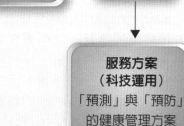
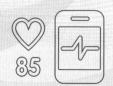
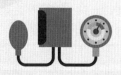

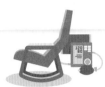

Unit 12-3
人工智慧（AI）

人工智慧（Artificial Intelligence，簡稱AI）是 2010 年之後，科技領域中非常火紅的一個名詞，也是一項被廣為運用在人類社會生活中的技術。舉凡家居生活中的各項智能家電、醫療領域的精準智慧醫療、汽車產業的自動駕駛技術、工業領域中的自動化技術等，橫跨人類生活周遭的各個場域，產業領域中，都能夠看到人工智慧的運用。

人工智慧是指運用程式設計的方式，達到人類需要運用智慧才能完成的事情，人工智慧透過對於過去人類決策事務的案例，進行海量的資料學習。透過程式的設計，讓機器從人類的決策經驗中，尋找成功率最高的關鍵決策邏輯，並學習成為機器本身的判斷決策邏輯，這也是人工智慧被廣泛運用的關鍵，因為人工智慧可以減少人為決策的判斷偏誤情形。人工智慧主要是由幾個層次所組成，包含：

（一）**深度學習**（deep learning）：人工智慧機器會利用多層次的人工神經網絡來進行數據學習，其中兩種最主要的神經網絡就是「卷積神經網路（CNN）」與「遞歸神經網路（RNN）」。CNN 適合運用在圖片、影片等空間數據類型的應用，透過不同階級的特色來辨別圖像，這樣的圖像辨識技術是工業 4.0 的核心技術之一，同時也是自動駕駛的核心技術。RNN 則是適合語音、文字等序列型數據，這類型的技術早在數十年前就被開發出來，但因為當時的硬體環境不僅數據匱乏，且運算速度及成本都無法讓這類技術成功帶入商業環境，但隨著近年的運算速度大幅提升，尤其是 5G 環境，將會大幅提升這類技術的運用。

（二）**機器學習**（machine learning）：機器學習是透過處理並學習龐大的數據後，利用歸納推理的方式來解決問題，所以當新的數據出現，機器學習模型即能更新自己對於這個世界的理解，並改變他對於原本問題的認知。機器學習的成功關鍵與否，取決於提供給機器的數據數量一定要足夠大，且數據的品質也要夠好，這樣才能讓機器學習的模型有更好的數據判斷學習，發展最佳的判斷邏輯。

（三）**集成學習**（ensemble learning）：集成學習是為了降低人工智慧模型的偏見與變數，藉以提高人工智慧的準確度。集成學習會根據不同種類的數據，在各個階段應用不同的演算法來訓練模型的演算，藉以提高模型本身的準確程度。集成學習在數據處於非常複雜，或是具有多種潛在假設時非常實用，因為它能夠根據不同的假設建立模型，以定義出更明確的方向。

人工智慧在前述的主要運作基礎上，進行演算法模型的開發。人工智慧的五大應用領域，包含：

（一）**時間序列與預測**（time series analysis）：針對歷史數據做趨勢分析的手段，最常見的運用方式包含：風險分析、預測分析，以及推薦引擎等應用。

（二）**圖像處理**（image processing）：是一個專門處理靜態圖像的領域，最常見的應用包含：圖像辨識、人臉辨識，以及機器視覺等。

（三）**音訊處理**（audio processing）：是一種專門處理聲音數據的領域，最常見的應用包含：語音辨識、情感分析、語音搜尋等。

（四）**自然語言處理**（natural language processing）：是一種專門分析字詞，處理語言的領域，可分為自然語言理解及自然語言生成兩部分。

（五）**動態影像處理**（video processing）：是一種專門處理動態影像的領域，最常見的運用是動態偵測。

人工智慧在現代社會中，部分領域已有成熟運用，如智慧型手機上的軟體應用。而在許多領域中仍有許多待開發的可能，如醫療、長照的領域，都還有待各界積極的投入。透過人工智慧的運用，減少人類判斷決策的偏誤，是未來提供高齡照顧服務可運用的面向之一，也有待專業領域更進一步積極的投入研發。

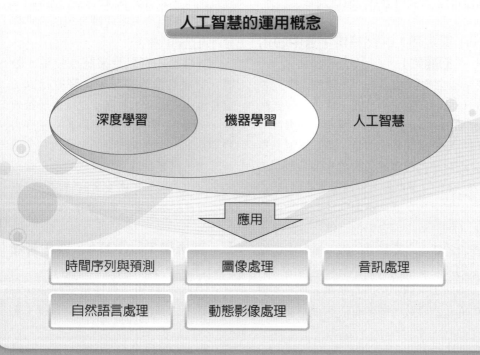

人工智慧的運用概念

深度學習　機器學習　人工智慧

應用

時間序列與預測　圖像處理　音訊處理

自然語言處理　動態影像處理

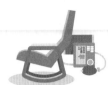

Unit **12-4**
區塊鏈

　　區塊鏈（blockchain）一個因為比特幣、以太幣而聲名大噪的科技技術，從一開始運用財務金融的記帳方式，逐步因為連結物聯網技術後，而被廣泛運用在實體生活中。過去人類社會的生活中，記帳方式主要是在銀行等中介機構的體系中具有高度中心化特質，所有的金融交易都需要透過銀行或是交易所這個中介機構，在人與人的交易中進行媒合，而這些中介機構則是保存所有的交易紀錄，讓全球經濟、金融體系能夠運轉。

　　區塊鏈技術被發明出來後，改變了前述人類社會中心化的交易型態，區塊鏈的發展大致可分為三個世代。

一、區塊鏈 1.0（比特幣，去中心化的開始）

　　比特幣（Bitcoin）是開創人類社會的一種新型態記帳方式，以「分散式帳本（distributed ledger）跳過中介銀行，讓所有參與交易的成員，都能夠將交易紀錄記錄在參與成員的電腦中，做到去中心化的交易系統。

　　在這套交易系統中存在兩種類型的人，即純粹交易者與提供電腦硬體運算能力的礦工。交易者的帳本需要經過礦工的運算加密後，經過所有區塊鏈上的人確認後上鏈，也因為參與者眾多、去中心化的緣故，讓所有被記錄的交易紀錄都變成不可竄改、可追蹤、加密貨幣的安全，讓這種紀錄方式變得更加安全。

　　這樣的交易型態下，個人對個人、銀行對銀行都能夠相互轉帳，不需要再透過中介機構，可省下給予中介機構的手續費；也因為交易帳本經過加密、分散處理，所以交易紀錄也變得比以往更加安全，不容易竄改。

二、區塊鏈 2.0（以太坊，智慧合約認證）

　　以太坊（Ethereum）跟比特幣相比，多了「智慧合約」的區塊鏈底層技術。智慧合約是用程式寫成的合約，不會被竄改，會自動執行，還可以搭配金融交易，所以許多區塊鏈公司透過它來發行自己的代幣。

　　智慧合約可以用來記錄股權、版權、智慧財產權的交易、醫療紀錄、證書資訊等面向，新增了此種底層技術後，讓區塊鏈的技術除了運用在貨幣的交易上，也能夠被廣泛地運用在各項產業中，只要是涉及到紀錄的不可竄改性、可追蹤性、加密安全的特性時，區塊鏈就是被拿來廣泛運用的技術之一。

三、區塊鏈 3.0（IOTA，連接實體生活、物聯網）

　　IOAT 的技術主要是用來解決比特幣、以太坊等現有區塊鏈，因為礦工數

量有限，而出現交易緩慢、貧富差距、難以規模化等的問題。透過簡單的演算法，讓每個區塊鏈上的交易者都可以參與加密，且不需要全體認證、不需要礦工，能夠加快整個加密速度。因此，此種技術常被用來處理小型物品，但高頻率的交易型態上。

IOAT的技術能夠被運用在生活實體世界的交易中，如電動車充電時，電動車、充電站可以自己驗證機器的身分，車子擁有自己的錢包，自動付錢給充電站，不需要透過人工來完成交易程序。另外，則是被廣泛運用在太陽能板、電網及儲能設備上，方便電網間的電力相互交易程序。

因為有智慧合約技術加上物聯網的技術，讓許多人類社會中的生活小型交易型態，都能夠透過IOAT的技術來完成交易，不需要經過人工的處理，方便各項小型交易的進行。

區塊鏈技術因為去中心化，所以擁有不可竄改、可追蹤、加密安全等特性，再加上物聯網的技術後，讓IOAT的技術能夠廣泛的運用在人類社會生活中的各個面向。在高齡照顧領域中，因為健康照顧率涉到每位被照顧者自身的身體數據保密性問題，區塊鏈技術的運用，能夠有效保存及追蹤每一位被照顧者的各項身體量測數據。同時，長照走向給付制度後，許多服務與給付間的交易型態，是否能運用IOAT技術來進行自動化的交易，降低人工記錄過程的行政程序與疏失，都是未來可進一步思考的面向。

區塊鏈技術的發展與運用

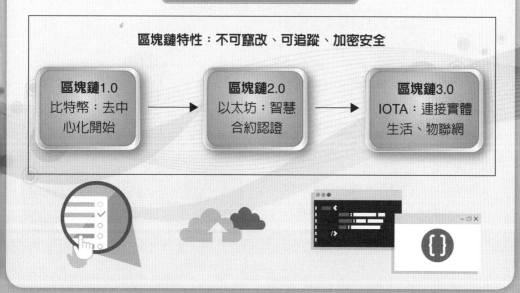

區塊鏈特性：不可竄改、可追蹤、加密安全

| 區塊鏈1.0 比特幣：去中心化開始 | → | 區塊鏈2.0 以太坊：智慧合約認證 | → | 區塊鏈3.0 IOTA：連接實體生活、物聯網 |

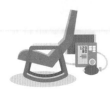

Unit 12-5
企業資源規劃（ERP）系統

　　企業資源規劃（Enterprise Resource Planning，簡稱ERP）是一套提供給企業進行有效管理的系統，透過數位科技的導入，協助公司做有效能的營運管理，提升公司整體的營運成效。ERP透過整合性的數位資訊系統，將公司內部的各項流程進行整合，包含：財務會計、訂單管理、人力資源、製造、銷貨庫存與客服等，全數整合進入單一套的資訊管理平臺上。

　　ERP系統早在21世紀初就被企業界廣為運用，而在近年物聯網、人工智慧、區塊鏈等先進科技技術的發展下，ERP也陸續發展出與前述各項技術相互結合的新型態ERP系統，例如：採用機器學習與流程自動化等領先科技，為企業提供全方位的智慧功能、營運透明度及超高效率。

　　新一代的ERP系統因為整合先進技術後，不僅是擁有過去早期整合供內部管理，提升行政效率外，同時也能夠自動化製造流程，透過深度學習的人工智慧系統提升營運決策；透過物聯網技術，能夠有效管理廠房內各項數據，並將蒐集到的各項數據，提供給人工智慧機器進行資料蒐集的運算。此外，也因為區塊鏈技術的運用，讓ERP系統內的各項數據變得更具可信度，因為保有可追蹤性的特性，也讓消費者對於產品製造過程的相關數據，更具高度的信任，提升相互間的交易關係。

　　新一代的ERP系統，因為整合新型態的科技技術，如：物聯網、人工智慧、區塊鏈等技術，讓ERP系統運用在長期照顧機構的管理中，能夠提升長照機構的照顧管理效能，並且提供機構內被照顧者的預測及預防等服務。透過物聯網技術整合跌倒偵測、定位、緊急呼叫、智慧床墊等感測設備，並結合 AI 演算法的跌倒偵測技術，在長輩跌倒當下能即時推送警報至後臺及手機，守護長者的安全。這類技術的運用，都將會改變過去長照機構的服務型態，讓智慧長照機構於未來的高齡照顧型態中，變得更加可能，也讓長照機構的管理變得更有效率及效能，同時也能夠提升長者的被照顧品質。

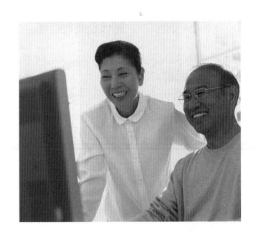

ERP系統的運用

傳統ERP系統

ERP系統

- 財務會計
- 訂單管理
- 人力資源
- 製造
- 銷貨庫存
- 客服

加入

科技技術

- 物聯網
- 人工智慧
- 區塊鏈

轉型

新一代ERP系統

ERP系統

財務會計	現場數據感知蒐集
訂單管理	自動化製程
人力資源	決策輔助
製造	數據加密
銷貨庫存	提升顧客信賴
客服	

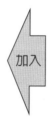

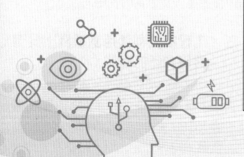

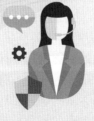

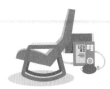

Unit **12-6**
智慧社會的挑戰與難題

圖解長期照顧

智能社會已經是當代人類社會的必然生活型態，科技為人類生活帶來許多的便利性，也為人類社會解決許多問題。然而，正當我們享受科技為我們帶來的便利時，科技同時也帶來社會不可避免的兩難問題，最常被提起的莫過於是科技社會所帶來的倫理議題、科技造成社群關係冷漠的問題、工程師如何運用數據寫出具有價值判斷的程式、科技公司的監控資本主義的問題。

一、科技社會的倫理議題

科技社會中的倫理議題，最常被提起討論的案例，莫過於自動駕駛的例子。當一輛行駛在路上的自動駕駛車輛，即將撞上通過馬路的一位老人、一位小孩，自動駕駛車輛已經無法避免必須選擇撞上其中一位時，自動駕駛的車輛將會選擇撞上老人，因為老人的年紀剩餘的生命價值不如小孩子來得高，所以自動駕駛車輛將會選擇撞上老人。許多社會學家就會提出批評，難道年紀是判斷一個人是否具有價值的唯一依據嗎？如果這一位老人是某一個國家的總統呢？那他是否還是一位沒有價值的老人？

當然，前述所舉的例子有點極端，但是這樣的舉例是想要凸顯科技社會下，可能產生的倫理議題。許多透過程式設計所計算出來的決定，這個程式的設計邏輯，是否真的適合作為判斷的唯一邏輯，這就會產生許多科技社會所帶來的倫理議題。

二、科技造成社群關係冷漠

自臉書、推特、LINE等社群軟體在人類社會中問世後，逐漸改變了人類社會的人群互動關係。一群三五好友到餐廳聚會，卻看到各自滑著自己的手機；在家中媽媽煮好晚飯，透過LINE的群組告訴大家吃飯了。社群軟體的問世，確實改變了過去人與人的互動型態，社群間的互動關係不再像過去一樣熱絡，冷漠的關係也為人與人之間的關係帶來許多危機。

人類本來就是群居動物，尤其在人的照顧服務上，缺少溫度與情感的照顧型態，往往不被人們所接受，而當科技逐漸轉變人群的互動關係時，科技冷漠感逐漸侵蝕人類社會後，未來牽涉到人與人之間的照顧服務時，將會產生何種衝擊，是未來照顧服務型態導入科技後所需要進一步思索的課題。

三、工程師如何運用數據寫出具有 價值判斷的程式

大數據的決策模式，來自於工程師透過大量資料的蒐集後，寫出一個能夠依據大數據基礎的程式邏輯，提供作為決策模式的運用。然而，這編寫程式的工程師，其所撰寫出來的決策程式邏輯，是否符合大眾的社會價值，就成為被大家所質疑的重點。每個人會因為所受的教育背景、生長的社會文化差異，而產生對於社會議題判斷的不同價值觀，西方社會價值邏輯所編寫出來的

決策程式，是否就適合運用在東方社會中，畢竟東西方的文化價值背景不同，因此，如何產生符合社會價值期待的程式，就成為工程師撰寫程式所需要接受的挑戰。

四、監控資本主義問題

科技社會下許多軟體都是免費使用，如 Google Map、Facebook 等程式，但免費的背後代表什麼意義？科技公司透過免費的軟體，提供消費者使用後，透過消費者使用的過程中蒐集相關使用者的行為數據，成為科技公司研發新型態科技產品的數據來源，甚至許多科技公司會運用這些數據特性販售商業廣告，而所有免費使用軟體的使用者，都成為助長這些科技公司成為科技獨角獸的幫手。

究竟這些使用者所使用的行為數據，是某家科技公司的個人財貨，抑或是整個社會的公共財，而這些行為數據僅僅透過個人資料的授權同意，就提供給科技公司進行商業使用，是否符合人類社會的最佳利益，都成為各界關注與討論的重點，監控資本主義的批評也隨之而起。

面對智慧社會的來臨，確實產生一些人類社會過去從未面臨過的問題，而人類社會脫離不了科技也成為社會發展的事實，面對前述各界紛紛提出的智慧社會帶來的難題，要如何思索出一個妥適的方式來因應解決，就成為未來智慧社會發展的重要課題之一。「民主」價值實踐於智能社會中，科技公司對於軟體使用者數據蒐集後的運用程序，是否能夠成為解決智能社會兩難的良方，也有待未來進一步實踐與追尋其他的可能性。

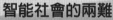

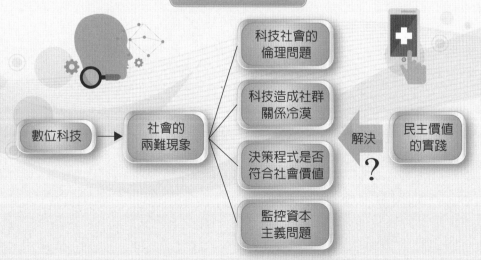

智能社會的兩難

數位科技 → 社會的兩難現象 →
- 科技社會的倫理問題
- 科技造成社群關係冷漠
- 決策程式是否符合社會價值
- 監控資本主義問題

解決？ ← 民主價值的實踐

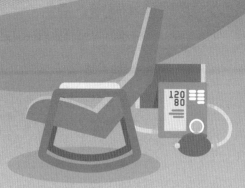

第 **13** 章

長期照顧與社會影響力評估

●●●●●●●●●●●●●●●●●●●●●●●●●● 章節體系架構 ▼

Unit 13-1
社會價值實踐的評估

　　新管理主義於1980年代在政府內興起後，新公共管理主義成為政府推行服務方案的主要評估與衡量工具，而這樣的思潮也讓政府開始師法企業組織，運用成本效益或是績效管理的工具，作為評估公共政策或是社會福利政策服務的政策效益。但也因為公共政策原本就是以解決社會議題為主要目的，如果過度考量管理績效的問題，是否會造成政策目的因為過度考量成本效益問題，而導致政策無法達到其原本目的。

　　如何能夠真正衡量政策的績效與目標，成為公共行政學界所關注的重點。進入21世紀後，公共行政學界提出「新公共行政」的觀點，認為政策推動應該要顧及社會的「最佳價值」，而非新公共管理所關心的「效益價值」。然而，有鑒於最佳價值始終無法發展出適當的政策評估工具，英國政府開始提出「社會價值」的觀點，希望以社會價值的實踐，能夠真正評估政府的政策成效。

　　英國透過制定《社會價值法》來作為考量社會、經濟與環境福祉的法律依據，但如何訂定明確的契約規範，讓政府當局與民間組織間的合作關係，能夠具體實踐，就有賴各地方政府議會針對各自區域的情況而訂。英國各地的郡議會大多透過選擇與特定契約相關的社會價值衡量，來作為主要的實踐方法，採用主題、結果與衡量（Themes, Outcomes and Measures, TOMs）架構，來衡量其政策服務的社會價值。

　　根據前述的《社會價值法》，英國各地紛紛制定各自的TOMs架構，如：伯明罕市議會於2013年推出一系列法案；薩里和東薩賽克斯郡議會於2015年、哈囉議會在2016年推出TOMs架構，目的都在實踐社會價值的目標。社會價值的實踐不僅在公部門發酵，非營利組織也積極透過社會影響力評估的概念，期待找出能夠完整呈現NPO組織價值的評估工具。

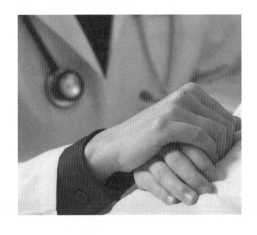

伯明罕市議會的TOMs架構

主題	結果	衡量範例
當地就業	增加當地就業	您將創造多少個新的全職工作
		您將提供多少小時的志願工作時間
		員工居住在10英里內的比例
購買伯明罕優先	促進「購買伯明罕優先」	您的支出中有多少百分比是從10英里內的供應商所提供
		在第三部門支出的百分比
		有多少採購機會張貼在市議會的「在伯明罕找到」網站
社區合作夥伴	支持社區韌性 私營部門在社區中的投資 居民做出對社會負責的決定	有多少學校得到管理者、閱讀、指導、職業建議、簡歷寫作的支持
		在社會企業的支出有什麼價值
		支持的社區組織數量
優良雇主	促進公平就業和平等權利	為伯明罕市議會契約服務的員工支付生活工資
		彈性工作時間
綠色和永續	保護環境	二氧化碳的減少
		有多少燃料缺乏的人,透過能源效率衡量得到協助
道德採購	促進道德採購	經過倫理實踐審核的供應商百分比
		在主契約條款中支付的發票百分比

資料來源:沈建文,2017:24。

薩里和東薩賽克斯郡議會的TOMs架構

主題	目標	結果
經濟	• 與供應商合作以增加在地支出 • 發展在地的供應鏈 • 透過衡量和改進就業與技能的承諾,以主動解決技能短缺的問題 • 促進在地招聘,以支持成長和永續的要求	• 蓬勃的在地企業 • 人們具有工作技能,企業可以接觸到具有技能的本地勞動力 • 更多當地人在工作
社會	• 透過建立能力和永續性,與志願和社區部門及其他社區團體建立更強有力的聯繫 • 確保優先團體的學徒制,培訓和其他工作機會 • 辨識與支持提供滿足當地社區和居民需求的福利	• 賦權、有效和靈活的志願、社區和信仰部門 • 人們更健康,並得到有利生活的支持 • 企業更對社會負責,並與當地社區進行互動
環境	• 鼓勵使用環保產品／服務,以及道德採購流程 • 促進環境管理,以減少碳足跡和二氧化碳排放 • 提高當地環境和永續性的意識	• 企業可永續經營,並對當地社區的環境影響承擔更大的責任 • 人們居住在可持續生活的環境 • 人們能生活、工作與參觀充滿活力和創意的市中心
創新	• 促使供應商確定創新的解決方案和預防措施,以減少對服務的需求,並改善居民的經驗	• 提出的供應商方案與衡量已增加社會價值,對企業成本相對較低,但對居民的價值較高

169

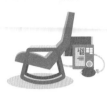

Unit 13-2
社會影響力評估的概念

　　企業的績效管理關注的是特定方案，在特定時間內執行後，所產生的實施結果、效率、效果、影響與持續性，進行判定和評價，針對企業組織投入的成本所產生的效益進行評估，以衡量組織投入方案的效果。1990年代後，NPO組織也因為管理主義的興起緣故，採用企業的績效評估方法，作為NPO的方案成效評估。

　　近年對於NPO組織的方案投入績效，要採取何種評估方法，來衡量NPO組織的方案成效，成為NPO組織所關注的重點。促使NPO組織反思績效評估，是否適合作為NPO的方案評估工具，以呈現NPO組織投入方案的社會價值的關鍵，在於NPO組織開始反省思考，績效評估是否適合作為呈現組織投入方案，達到社會使命目標的最佳工具。

　　社會影響力（social impact）評估的概念開始被提出，其認為政府或非營利組織，投入服務方案的目的是在於解決社會問題，而社會問題的解決不能只看服務方案解決多少個個案的問題，而應該進一步關注投入服務方案，解決個案問題後，能夠為個案的家庭、社區、社會環境帶來什麼影響，而這些正向的影響，都是服務方案投入所產生的價值。

　　如果單從績效評估的概念，是無法完整呈現服務方案所帶來的價值。

　　因此，社會影響力評估不像績效評估，可以單純關注量化的成本效益指標，而是需要進一步去界定服務方案可能產生的影響範圍，有哪些團體、個案、行為者可能都會涉及到服務方案的範圍內，再進一步去評估每一個受到影響的服務對象，可能因為此方案產生的有形、無形效益、減少多少成本的支出等，都是社會影響力評估所需要評估的範圍。

　　社會影響力的概念是希望能夠完整呈現，公共組織投入服務方案的社會價值。為了能夠進行社會影響力的評估，各界也陸續發展出不同的社會影響力評估工具。而近年在我國，最常被使用的社會影響力評估工具，主要有：社會報告準則（SRS）、價值展示（DV）、社會投資報酬率（SROI），每一個工具的操作內容都不太相同，但是都希望能夠在適合的領域中，充分展現其社會影響力的內涵。

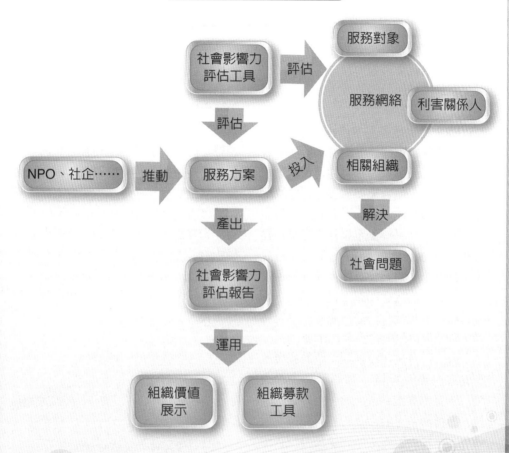

社會影響力的評估概念

社會影響力 評估工具 → 評估 → 服務對象

服務網絡　利害關係人

評估

NPO、社企…… → 推動 → 服務方案 → 投入 → 相關組織

產出

→ 解決 → 社會問題

社會影響力 評估報告

運用

組織價值 展示　　組織募款 工具

171

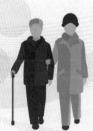

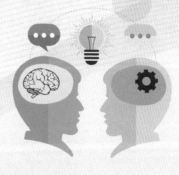

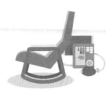

Unit **13-3**
社會影響力評估工具：社會報告準則（SRS）

社會報告準則（Social Reporting Standard，簡稱SRS）是近年我國最常被提及使用的社會影響力評估工具之一，此工具最常被使用的領域主要為社福類的非營利組織居多。

SRS主要是探討NPO組織針對其所欲解決的社會問題，發展出何種願景目標，投入多少資源在對應社會問題解決的方案上，並且需要定義出計畫執行過程中，所可能產生的影響鏈與影響邏輯，界定除了目標個案以外，方案推動後可能產生影響的群體。在方案執行後，評估方案的影響邏輯，並針對各項方案所界定的社會問題，逐一討論方案執行後，各項社會問題所產生的改變為何，以及促使改變的因素是什麼。

SRS的特色在於強調問題的發現，聚焦在方案執行後，對問題產生的改變。界定方案推動後，所可能影響的群體，影響鏈中可能涉及的利害關係人有哪些，再透過質化的語言，去分析各個利害關係人在方案介入後，對應方案所欲解決的問題，促使問題產生哪些改變。

SRS之所以能夠被社福類的NPO所廣為使用，主要是因為此工具強調問題解決前後所產生的改變，以及工具使用上的特色，與社福類NPO組織平常所在做的事情很相近。社福類NPO組織主要是關注社會問題的解決，方案介入後，往往不是多少個案接受到服務的數字問題，而是接受服務的個案，在接受服務後，其社會行為產生哪些轉變，而這些轉變才是服務方案介入的重要特色。SRS的評估工具，也能夠充分展現與呈現出社福類NPO投入方案後的轉變內涵，因此，SRS的報告工具，就成為社福類NPO組織最常使用的社會影響力評估工具。

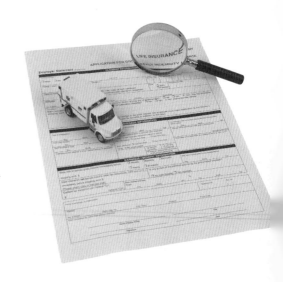

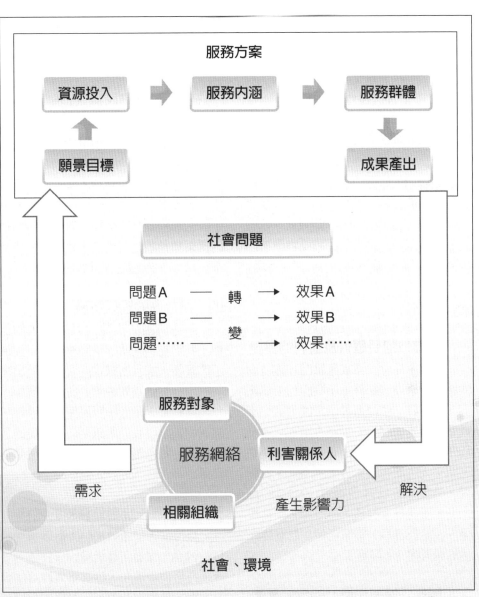

資料來源：陳琬惠，2018。

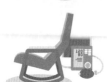

Unit 13-4
社會影響力評估工具：價值展示（DV）

圖解長期照顧

174

價值展示（demonstrating value）是社會影響力評估工具，價值展示通常透過「價值展示手冊」的方式，來幫助組織控管所蒐集來的資料，瞭解如何使用這些資料去傳達組織、社會企業或是單個計畫方案所產生的成效與價值。使用此評估方法的過程中，可以協助我們決定需要什麼樣的資料，以及如何拿到我們所需要的資料，並且要如何運用拿到的資料，設計一張「績效快照（performance snapshot）」，讓組織、社會企業或是單個計畫方案的成果與價值，成為吸引人的內容。

價值展示手冊的擬定過程，需要經過五個步驟：

一、定義你的受眾以及他們的需要

組織、社會企業或是單個計畫方案的進行，需要連結許多不同的利害關係人，對於每一個價值展示來說，第一步就是要訂定所評估的服務方案，其所可能牽涉到的利害關係人有哪些，這些利害關係人可能包括：員工、志工、管理者、董監事會或理監事會、NPO 的母企業、服務個案群體、捐贈者、同儕團體、在地社群等，都可能是我們需要評估的利害關係人群體。

二、製作「績效快照」的電腦圖表

「績效快照」是一個溝通工具，能夠有效地展現組織所欲展現的績效和價值，有助於讓董監事會、理監事會、贊助者等對象，瞭解方案執行所帶來的價值與績效。

三、列出你的資訊需求地圖

資訊地圖能夠協助工作者有效管理、計畫與溝通組織價值的資訊圖片，此步驟會從宏觀的組織價值使命角度出發，接著會聚焦到執行方案時需要哪些實際的資訊與資料，最後則是會進一步評估哪些資訊與資料，對於呈現組織的價值與績效是有用的，就會被篩選留下，以作為展現組織的績效與價值。

四、設計你的績效快照

透過前面的步驟，根據組織的目標，我們能夠在績效快照裡蒐集可能展示的資訊，並且根據這些資訊設計出屬於特定方案的績效快照。在此步驟中，我們能夠針對績效快照的每一個區塊，詳細的去呈現我們所想要統整呈現的各項資訊，藉以讓大眾瞭解組織的績效與價值。

五、規劃進一步更新資料的內容

根據前一個績效快照步驟所呈現的資訊內容，需要隨著組織的成長進行增修。在這個步驟中，根據績效快照的資訊地圖，規劃出其他有待開發的指標。此外，組織也需要決定多久更新績效快照內容的資訊。

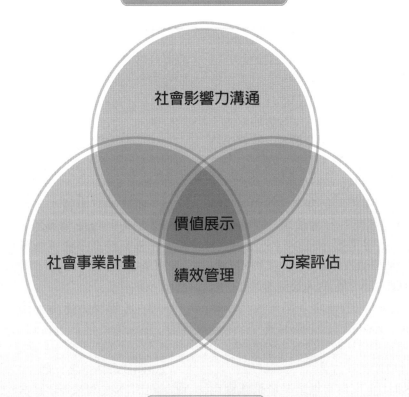

績效快照的呈現內涵

社會影響力溝通

價值展示

社會事業計畫

績效管理

方案評估

資訊需求地圖

什麼樣的資訊是重要的？		
使命 的績效	業務 的績效	組織 的績效

這些資訊如何被使用？		
營運 （管理）	責信 （利害關係人）	策略 （治理）

資料來源：陳琬惠，2018。

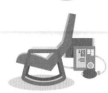

Unit **13-5**
社會影響力評估工具：社會投資報酬率（SROI）

社會投資報酬率（Social Return of Investment, SROI）是近年最常聽到的社會影響力評估工具，SROI可以計算出投入一塊錢，能創造幾塊錢的社會價值，已經被英國政府列為政策投資的評估工具，透過帳上的一筆筆數字，計算出組織投入在社會服務中，能夠創造多少影響力的價值。SROI之所以會在英國地區盛行，與英國政府於2012年通過、2013年正式生效的「社會價值法（Social Value Act）」有關。

社會價值的計算成為企業與NPO組織所積極投入的面向，希望透過社會價值的計算，完整呈現企業投入社會責任，或是NPO提供公共服務過程，所獲得的真正價值，而不像過去僅僅是關注在方案的績效評估上。

SROI作為最常被企業或是社會企業使用的評估方法，主要關鍵在於此方法運用財務會計的投資報酬率方法，能夠計算出企業或NPO投入公共服務，所創造的每一塊錢價值。SROI的七大原則，包含：納入利害關係人、瞭解產生的改變、衡量相關價值、只包含具重要性的利害關係人、不誇大、過程與結果透明、驗證分析過程與成果的真實合理性。

SROI評估方法，需要透過六大步驟來進行，分別為：

（一）**確定範圍與利害關係人：**確立評估的專案為何，以及接受專案的服務對象是誰。

（二）**描繪成果：**描繪專案的服務成果。

（三）**證明成果並賦予價值：**計算專案服務成果，能夠為服務對象減少多少花費或成本。

（四）**建立影響：**確定專案對利害關係人所產生的影響為何。

（五）**計算價值：**計算專案所產生的影響價值，總影響數值除以總投入數值。

（六）**影響力運用及揭露：**量化影響力。

SROI的評估結果，能夠為企業、社會企業或是NPO帶來幾項好處，如下：

（一）**展現組織品牌形象：**透過具體量化成果，展現公益專案的品牌力、影響力。

（二）**提升合作機會：**展現公益專案的利害關係人與效益，使政府單位或組織機構共同響應與支持。

（三）**獲得評比肯定：**參加永續主題、公益專案等獎項，以展現組織投入專案的社會影響力。

SROI的社會影響力評估工具，目前在我國最常被使用的，大多為企業組織

或是社會企業組織。因為SROI的工具使用，通常需要專業的財會專業團隊協助，對於許多中小型NPO來說，無法負擔聘請專業財會團隊來協助進行組織的SROI報告撰寫。這也使得雖然SROI能夠具體地把組織投入於社會服務專案的價值計算出具體數字，但多數NPO組織，因為成本考量仍然較少使用此工具方法的緣故。

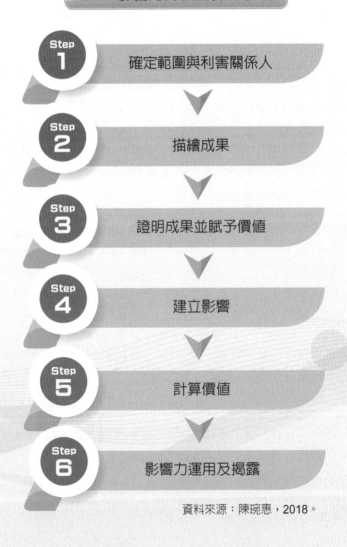

SROI影響力評估的操作步驟

Step 1 確定範圍與利害關係人

Step 2 描繪成果

Step 3 證明成果並賦予價值

Step 4 建立影響

Step 5 計算價值

Step 6 影響力運用及揭露

資料來源：陳琬惠，2018。

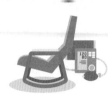

Unit 13-6
社會影響力債券的募款工具

前面簡要介紹了幾個主流的社會影響力工具後,究竟社會影響力評估除了展現組織投入社會服務方案或是社會責任的價值與績效外,能夠進一步為組織提供什麼樣的延伸使用。近年所盛行的社會影響力債券(Social Impact Bond, SIB),就是將社會影響力評估與債券結合後的新興募款工具,完全顛覆過去NPO組織進行募款的方式。

NPO或是社會企業透過社會影響力債券的發行,能夠從金融市場中獲得更多的資源,可以擺脫過去僅是透過社會捐款或是政府補助的財務來源形式,讓NPO及社會企業在資金的運用上更為彈性。對於政府來說,透過債券的發行方式,能夠吸引更多金融市場的投資者加入社會服務的行列,減少政府在社會服務上購買服務的財政支出;也能夠提供NPO與社會企業組織運用此方法募集資金,投入在更多預防社會問題的服務方案上。

社會影響力債券的發行特點,在於打破過往政府作為社會福利計畫單一投資者的方式,透過社會影響力債券的發行,引入獨立或機構投資者,由投資者出錢資助一些社會福利計畫。若是計畫成果有效,政府將會報答投資者,金額包括:本金再加上投資者因為承擔風險所應得的回報;相對的,若是計畫未能達到目標,則投資者將血本無歸。

全球第一個發行社會影響力債券的,是英國的非營利機構Social Finance,於2010年9月發行的英國彼得城監獄社會影響力債券,成功募集500萬英鎊,並資助當地社會組織為3,000名刑期在十二個月以下的男性罪犯提供更生服務,以降低出獄後的再犯率。而這個方案推行後,也確實讓該地區再犯率低於英國其他地區,是一個成功的社會影響力債券專案。

亞洲第一個運用社會影響力發行債券的案例,是韓國首爾的Pan-Impact Korea於2016年所發行的社會影響力債券,此債券主要的目的,是希望能夠透過社會影響力債券的發行,來募集資金協助100名智能障礙兒童提升獨立及自理能力的方案。另一個亞洲的案例,則是在2017年於新加坡發行的女性生計債券,由Impact Investment Exchange於新加坡發行。

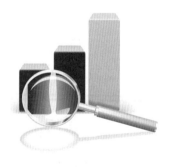

社會影響力債券的益處

受益方	受益處
政府	只需要花錢在已證實有效的措施上，節省開支，對資源拮据的政府特別有吸引力。
社福機構	可多元嘗試創新方案，資金運用較為彈性。
投資者	除可得到資金的回報外，也可以獲得社會聲望。

社會影響力債券的操作模式

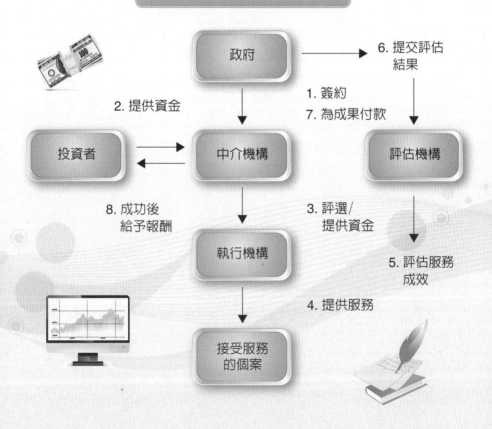

中文部分

王光旭、陳敦源（2014）。〈跨域治理下的政策執行：對政策網絡與理性選擇比較與整合的方法論評估〉，《民主與治理》，1(2)，1-34。

王玥心、張曉婷、林明慧、陳曾基、黃信彰（2019）。老人衰弱症的評估與預後。《家庭醫學與基層醫療》，第 34 卷第 9 期（網址：file:///Users/liangkailin/Downloads/02-340901.pdf）。

王亭貴、王祖琪、王懿範、李玉春、李孟智、林依瑩、林金立、邱文達、洪燕妮、范雅渝、孫茂勝、涂心寧、涂明香、張博論、張耀懋、莊美如、許碧珊、陳再晉、陳秀玫、陳珮青、陳惠姿、陳逸卉、陳適卿、楊文達、廖妙淯、熊昭、鄧世雄、鄧素文、鄧復旦、賴仲亮、韓德生、簡慧娟（2016）。《醫療與長照整合：打造全人照顧體系》。臺北：五南。

臺灣在宅醫療學會（2018）。《以在宅醫療為起點，都蘭診所與居民共同打造共生社會》。臺灣在宅醫療學會網頁（https://tsohhc.org/2018/11/20/%E4%BB%A5%E5%9C%A8%E5%AE%85%E9%86%AB%E7%99%82%E7%82%BA%E8%B5%B7%E9%BB%9E%EF%BC%8C%E9%83%BD%E8%98%AD%E8%A8%BA%E6%89%80%E8%88%87%E5%B1%85%E6%B0%91%E5%85%B1%E5%90%8C%E6%89%93%E9%80%A0%E5%85%B1%E7%94%9F/）。

石泱（2009）。〈各國制度與發展現況〉。《長期照顧概論：社會政策與福利服務取向》，邱泯科總校閱。頁 33-64。臺北：洪葉。

朱麗蓉、游如玉（2017）。〈預防及延緩失能服務於社區推動之實務與課題──以臺南 YMCA 為例〉，《長期照護雜誌》，21(3)，225-231。

江大樹（2006）。〈建構地方文官培訓藍海策略網絡治理觀點〉。《研習論壇月刊》，72，1-21。

江大樹（2006）。《邁向地方治理──議題、理論與實務》，臺北：元照。

江大樹、張力亞、梁鎧麟（2014）。〈深耕地方災害防救網絡治理能力：協力與培力策略分析〉。《民主與治理》，1(1)，1-31。

行政院（2014）。《社會企業行動方案》。臺北：行政院。

余尚儒（2018）。《一個讓我們互相照顧的未來：地方創生，就從建構「共生社區」開始！》。獨立評論網頁（https://opinion.cw.com.tw/blog/profile/448/article/7010）。

吳莉君譯、T. Brown 原著（2010）。《設計思考改造世界》。臺北：聯經。

李佩芳、鄭清霞（2019）。〈臺灣社區整合照顧的經驗與挑戰：以健康照護專業服務為例〉，《社會政策與社會工作學刊》，23(2)，179-223。

李宗勳（2018）。〈大量傷患事件的協力決策治理與系統韌性之比較研究〉，《警

察行政管理學報》，14，113-137。

李宜芸（2019）。《德國社區共生管理師整合社區非專業資源照顧一起來》。好家宅共生文化教育基金會網頁（https://medium.com/%E8%B2%A1%E5%9C%98%E6%B3%95%E4%BA%BA%E5%A5%BD%E5%AE%B6%E5%AE%85%E5%85%B1%E7%94%9F%E6%96%87%E5%8C%96%E6%95%99%E8%82%B2%E5%9F%BA%E9%87%91%E6%9C%83/%E5%BE%B7%E5%9C%8B%E7%A4%BE%E5%8D%80%E5%85%B1%E7%94%9F%E7%AE%A1%E7%90%86%E5%B8%AB-%E6%95%B4%E5%90%88%E7%A4%BE%E5%8D%80%E9%9D%9E%E5%B0%88%E6%A5%AD%E8%B3%87%E6%BA%90-%E7%85%A7%E9%A1%A7%E4%B8%80%E8%B5%B7%E4%BE%86-783107681a8f）。

李易駿（2017）。〈小型長照服務單元的利基與挑戰：「巷弄長照站」的專業服務與籌辦想像〉，《臺灣社區工作與社區研究學刊》，7(2)，183-198。

沈建文（2017）。〈「社會價值創造」導向之公共服務新趨勢——以英國為例〉，《國土及公共治理季刊》，第 1 期，頁 19-29。

林祐翠（2019）。〈社會影響力債券的金融創新、社會投資報酬率與永續發展目標——以新加坡女性生計債券為例〉，《華人前瞻研究》，第 15 卷第 2 期，頁 34-54。

客家委員會（2019）。《108 年度推展「伯公照護站」實施計畫》。臺北。

原住民族委員會（2018）。《原住民族長期照顧計畫》。臺北。

原住民族委員會（2018）。原住民長期照顧——107 年度部落文化健康站實施計畫。臺北：原住民族委員會。

孫本初、謝宗學、劉坤億、陳衍宏合譯，Pierre, J. and Peters, B. G. 原著（2000）。《治理、政治與國家》。臺北：智勝。

孫智辰（2017）。〈社區照顧關懷據點轉型設置巷弄長照站的可能與限制——以臺南市資源不足區為例〉，《臺灣社區工作與社區研究學刊》，7(2)，97-148。

國家發展委員會（2020）。中華民國人口推估（2020-2070 年）。臺北：國家發展委員會。

張世維（2018）。〈高齡社會中的社區照顧與社區政策：社區要怎樣照顧？〉，《臺灣社區工作與社區研究學刊》，8(3)，1-34。

張其祿、黃榮護（2002）。〈全球化下的地方政府治理：理論挑戰與策略展望〉。《空大行政學報》，12，147-168。

梁鎧麟（2008）。《老人互助社區之網絡治理與組織自主性——以埔里鎮菩提長青村為例》。南投縣：國立暨南國際大學公共行政與政策學系碩士論文。

莊俐昕（2019）。〈原鄉地區社會服務組織資源網絡運作之研究──以暨南大學合作經驗為例〉，《臺灣原住民族研究學報》，9(1)，77-104。

莊雅琇譯、山崎亮原著（2015）。《社區設計》。臺北：臉譜。

莊雅琇譯、山崎亮原著（2018）。《社區設計的時代》。臺北：臉譜。

陳一夫、林建元、鄭安廷（2015）。〈跨域治理模式的建構與評估〉，《都市與計畫》，42(2)，153-170。

陳正益（2019）。〈社區整體照顧服務體系之運作與展望：以南投縣為例〉，《社會政策與社會工作學刊》，23(2)，137-177。

陳東升（2012）。〈社群治理與社會創新〉，《臺灣社會學刊》，第 49 期，頁 1-40。

陳琬惠（2018）。《社會影響力評估》。法鼓文理學院「2018 人文關懷與社會實踐暨世界工藝學論壇」（https://se.dila.edu.tw/wp-content/uploads/2018/01/%E9%99%B3%E7%90%AC%E6%83%A0-%E7%A4%BE%E6%9C%83%E5%BD%B1%E9%9F%BF%E5%8A%9B%E8%A9%95%E4%BC%B0ppt.pdf）。

陳燕禎（2020）。長期照顧理論與實務：整合觀點。臺北：雙葉書廊。

彭子珊（2016）。《SROI 算出你的愛心值多少》。天下 CSR 網頁（https://csr.cw.com.tw/article/38444）。

曾梓峰（2003）。〈社會經濟與第三部門產業化〉，《研考雙月刊》，第 27 期第 6 卷，頁 31-39。

曾鈺珮譯、山崎亮原著（2019）。《打造所有人的理想歸宿：在地整體照顧的社區設計》。臺北：行人文化。

黃文萱（2018）。〈社會影響力債券助首爾兒童〉。仁人學社網頁（https://education-for-good.com/2018/09/10/%E7%A4%BE%E6%9C%83%E5%BD%B1%E9%9F%BF%E5%8A%9B%E5%82%B5%E5%88%B8%E5%8A%A9%E9%A6%96%E7%88%BE%E5%85%92%E7%AB%A5/）。

黃源協、莊俐昕（2018）。〈長期照顧夥伴關係的「應然」與「實然」之研究：對長期照顧十年計畫 2.0 的意涵〉，《人文社會科學研究：教育類》，12(4)，1-27。

農業委員會（2020）。《綠色照顧示範計畫》。臺北。

劉麗娟（2017）。〈偏遠地區老人照顧跨部門治理研究──以臺東縣池上鄉為例〉，《國家與社會》，19，161-212。

衛生福利部（2016）。《長期照顧十年計畫 2.0（106-115 年）（核定本）》。臺北。

衛生福利部（2016）。長期照顧十年計畫 2.0（2017-2026）。臺北：衛生福利部。

衛生福利部（2020）。《109年度「失智照護服務計畫」說明會》。衛生福利部網頁（file:///Users/liangkailin/Downloads/109%E5%B9%B4%E5%BA%A6%E5%A4%B1%E6%99%BA%E7%85%A7%E8%AD%B7%E6%9C%8D%E5%8B%99%E8%A8%88%E7%95%AB%E7%94%B3%E8%AB%8B%E9%A0%88%E7%9F%A5%E8%AA%AA%E6%98%8E%E7%B0%A1%E5%A0%B1.pdf）。

鄭彥信、孫榮平（2018）。〈以專家參與觀點分析城市合作治理：增進高雄青年就業的案例分析〉，《政策與人力管理》，9(2)，1-35。

鍾瑞萱、王宏文、蔡逸敬（2018）。〈臺灣食安管理中的跨域治理：以2014年黑心油品事件為例〉，《政治科學論叢》，76，103-158。

魏惠娟（2016）。〈樂齡學習規劃師訓練方案：教學123設計模式〉，《T&D飛訓》，第221期，頁1-22。

西文部分

Ash Amin, Angus Cameron, and Ray Hudson (2002). Placing the Social Economy. London: Routeledge.

Chen, D. -S., Cheng L. -L., Hummels C. and Koskinen I. (2015). Social design: An introduction, *International Journal of Design, 10*(1), 1-5.

Coleman, J. (1990). *Foundations of Social Theory.* Cambridge, MA: Harvard University Press.

Crosby, B. C. and Bryson, J. M. (2010). Integrative leadership and the creation and maintenance of cross-sector collaborations. *The Leadership Quarterly, 21*(2), 211-230.

DV Community. (2013). "Demonstrating Value." Demonstrating Value (https://www.demonstratingvalue.org/snapshots).

Erakovich R. and Anderson T. (2013). Cross-sector collaboration: Management decision and change model. *International Journal of Public Sector, 26*(2), 163-173.

Frank Moulaer and Oana Ailenei (2005). Social Economy, Third Sector and Solidarity Relations: A Conceptual Synthesis from History to Present. *Urban Studies*, Vol. 42, No. 11, 2037-2053.

Fukuyama, F. (1995). *Trust: The Social Virtues and the Creation of Prosperity.* New York: the Free Press.

Gerometta Julia, Haussermann Hartmut and Longo Giulia (2005). Social Innovation and Civil Society in Urban Governance: Strategies for an Inclusive City. *Urban Studies, 42*(11), 2007-2021.

Gonzales, Vanna (2007). Globalization, Welfare Reform and the Social Economy: Developing an Alternative Approach to Analyzing Social Welfare Systems in the Post-Industrial Era. *Journal of Sociology & Social Welfare, 34*(2), 187-211.

Hudson, Ray (2009). Life on the edge: navigating the competitive tensions between the 'social' and the 'economic' in the social economy and in its relations to the mainstream. *Journal of Economic Geography, 9*(4), pp. 493-510.

Kang, L. (2016). Social design as a creative device in developing Countries: The case of a handcraft pottery community in Cambodia. *International Journal of Design, 10*(3), 65-74.

Kay, A. (2006). Social capital, the social economy and community development. *CommunÂity Development Journal, 41*(2), 160-173.

Koskinen, I. and Hush, G. (2016). Utopian, molecular and sociological social design, *International Journal of Design, 10*(1), 65-71.

Kuittinen H., Kyläheiko, K., Sandström, J., and Jantunen A. (2008). Cooperation governance mode: An extended transaction cost approach. *Journal of Management and Governance, 13*(4), 303-323.

Margolin, V. and Margolin, S. (2002). A "Social Model" of Design: Issue of Practice and Research. *Massachusetts Institute of Technology Design Issues, 18*(4), 24-30.

Moulaert F. and Ailenei O. (2005). Social Economy, Third Sector and Solidarity Relations: A Conceptual Synthesis from History to Present. *Urban Studies, 42*(11), 2037-2053.

Napoleoni, Loretta (2009). Rogue Economics: Capitalism's New Reality. New York: Seven Stories Press.

Pearce, J. (2009). Social economy: engaging as a third system? in A. Amin (Eds). *The Social Economy: International Perspectives on Economic Solidarity*. London: Zed Press.

Putnam, D. R. (1995). Turning In, Tuning Out: The Strange Disappearance of Social Capital in America. *Political Science and Politics, 28*(4), 664-683.

Rhodes, R. A. W. (1997). *Understanding Governance: Policy Networks, Governance, Reflexivity and Accountability*. Buckingham: Open University Press.

Rhodes, R. A. W. (1997). *Understanding Governance: Policy Networks, Governance, Reflexivity and Accountability*. Buckingham: Open University Press.

Selsky J. W. and Parker, B. (2005). Cross-Sector Partnerships to Address Social Issues: Challenges to Theory and Practice. *Journal of Management, 31*(6), 849-873.

Vanna Gonzales (2007). Globalization, Welfare Reform and the Social Economy: Developing an Alternative Approach to Analyzing Social Welfare Systems in the Post-Industrial Era. *Journal of Sociology & Social Welfare, 34*(2), 187-211.

White, S. (2005). Cooperation Costs, Governance Choice and Alliance Evolution. *Journal of Management Studies, 42*(7), 1383-1412.

Yang, C. F. and Sung, T. J. (2016). Service design for social innovation through participatory action research. *International Journal of Design, 10*(1), 21-36.

國家圖書館出版品預行編目資料

圖解長期照顧／梁鎧麟、詹弘廷著. ——初
　版. ——臺北市：五南圖書出版股份有限公
　司, 2021.07
　　面；　公分
　ISBN 978-986-522-821-7（平裝）

　1.長期照顧

419.71　　　　　　　　110008168

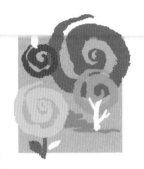

1JOP

圖解長期照顧

作　　者 — 梁鎧麟（229.8）、詹弘廷

企劃主編 — 李貴年

責任編輯 — 李敏華、何富珊

文字校對 — 陳俐君

封面設計 — 姚孝慈

出 版 者 — 五南圖書出版股份有限公司

發 行 人 — 楊榮川

總 經 理 — 楊士清

總 編 輯 — 楊秀麗

地　　址：106臺北市大安區和平東路二段339號4樓

電　　話：(02)2705-5066

網　　址：https://www.wunan.com.tw

電子郵件：wunan@wunan.com.tw

劃撥帳號：01068953

戶　　名：五南圖書出版股份有限公司

法律顧問　林勝安律師

出版日期　2021年7月初版一刷
　　　　　2024年9月初版二刷

定　　價　新臺幣280元

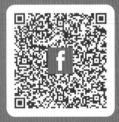
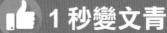

經典永恆・名著常在

五十週年的獻禮——經典名著文庫

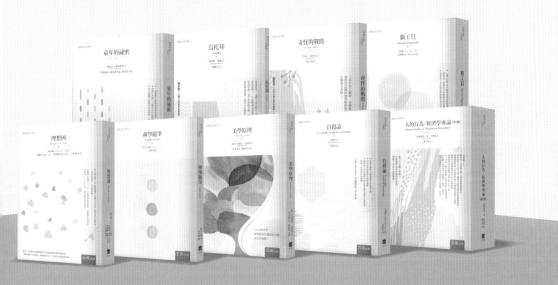

五南，五十年了，半個世紀，人生旅程的一大半，走過來了。

思索著，邁向百年的未來歷程，能為知識界、文化學術界作些什麼？

在速食文化的生態下，有什麼值得讓人雋永品味的？

歷代經典・當今名著，經過時間的洗禮，千錘百鍊，流傳至今，光芒耀人；

不僅使我們能領悟前人的智慧，同時也增深加廣我們思考的深度與視野。

我們決心投入巨資，有計畫的系統梳選，成立「經典名著文庫」，

希望收入古今中外思想性的、充滿睿智與獨見的經典、名著。

這是一項理想性的、永續性的巨大出版工程。

不在意讀者的眾寡，只考慮它的學術價值，力求完整展現先哲思想的軌跡；

為知識界開啟一片智慧之窗，營造一座百花綻放的世界文明公園，

任君遨遊、取菁吸蜜、嘉惠學子！